Votre poids vous raconte

Catalogage avant publication de Bibliothèque et Archives nationales du Québec et Bibliothèque et Archives Canada

Fortuner, Thibault

Votre poids vous raconte

Comprend des réf. bibliogr.

ISBN 978-2-89436-377-5

1. Poids corporel - Aspect psychologique. 2. Obésité - Aspect psychologique. 3. Poids corporel - Régulation. I. Titre.

RC552.O25F67 2013 616.3'980019 C2013-940594-1

Nous reconnaissons l'aide financière du gouvernement du Canada par l'entremise du Fonds du livre du Canada (FLC) pour nos activités d'édition.

Nous remercions la Société de développement des entreprises culturelles du Québec (SODEC) pour son appui à notre programme de publication.

Gouvernement du Québec – Programme de crédit d'impôt pour l'édition de livres – Gestion SODEC – www.sodec.gouv.qc.ca

Infographie de la couverture et mise en pages : Marjorie Patry

Révision linguistique : Amélie Lapierre

Correction d'épreuves : Michèle Blais

Éditeur : Les Éditions Le Dauphin Blanc inc.
Complexe Lebourgneuf, bureau 125
825, boulevard Lebourgneuf
Québec (Québec) G2J 0B9 CANADA
Tél. : 418 845-4045 Téléc. : 418 845-1933
Courriel : info@dauphinblanc.com
Site Web : www.dauphinblanc.com

ISBN : 978-2-89436-377-5

Dépôt légal : 2e trimestre 2013
Bibliothèque nationale du Québec
Bibliothèque nationale du Canada

Imprimé au Canada

THIBAULT FORTUNER

Votre poids vous raconte

Découvrez, dans votre histoire,
l'origine et les leçons de vie
de votre excès ou manque de poids
afin de vous aider à vous en libérer

Le Dauphin Blanc

Table des matières

Remerciements 9

Avertissement 10

Constitution des différentes parties du livre 11

Avant-propos 13

Indice de masse corporelle 17

Poids et nourriture 19

Hypothèse de base de la réflexion 23
- La maladie 25
- Et le poids dans tout ça? 27
- La leçon 28
- Aspect généalogique 29

Partie I
Les données scientifiques 35

Surpoids et formules physiques 37
- Masse et modèle standard de la physique 38
- Masse et formules physiques 39
- Le poids et la loi d'attraction universelle 39
- Le poids et la distance 41
- Le poids et le contrôle 43
- Le poids et la deuxième loi de Newton 46
- Le poids et l'équation de la pression 49

Sous-poids et formules physiques 51
- Le poids de la liberté 51
- Loi d'attraction universelle 51
- Le poids et la vitesse 55
- Le poids et la deuxième loi de Newton 55
- Équation de la pression 57

Surpoids et aspect physiologique de la graisse ... 59
Fonctions des adipocytes ... 59
La graisse comme réserve d'énergie ... 60
Le poids et l'argent ... 60
La graisse comme producteur de leptine ... 63
Le poids et le couple ... 63
Le poids et le sexe ... 68
Le poids et la mère ... 69
La graisse comme isolant thermique ... 70
Le poids et le froid ... 70
La graisse comme protection et surface de glissement évitant les frottements ... 72
Le poids et la protection ... 72
La graisse comme modulateur de silhouette ... 74
Le poids et la forme ... 74
Le poids et la fonction ... 74

Sous-poids et aspect physiologique ... 77
Le poids et le désir d'un enfant ... 77
Le poids et l'enfant ... 79
Le poids et la discrétion ... 81
Le poids du prisonnier ... 82
Conflit de silhouette inversée ... 85

Surpoids et aspect éthologique ... 86
Le poids et l'intimidation ... 87
La dualité du poids ... 91
Quelques animaux ... 92
Le poids et l'hibernation ... 92
Le poids et la reine ... 94
Le poids et le chameau ... 95
Le poids et les éléphants ... 95
Le poids et la fourmi ... 96

Sous-poids et aspect éthologique ... 98
Le poids et la fuite ... 98

Surpoids et cigarette ... 103
Le poids au cours du temps ... 106
Le poids et la ligne du temps ... 106

Partie II
Le symbole.......... 111

Aspect symbolique 113

Surpoids et aspect étymologique 114
Étymologies latines 114
Racine hébraïque 121

Sous-poids et aspect étymologique 123
Le poids et les corvées 123
Le poids et les liens 125

Surpoids et aspect mythologique 128
Le poids et les Moires 128
Le poids et Arachné 131

Sous-poids et aspect mythologique 135
Le poids et les Moires 135
Le poids et Arachné 136

La numérologie du poids (surpoids et sous-poids) 138
Des chiffres et des lettres 139
Vouloir passer d'un poids P à un poids P' 140
Vouloir enlever ou prendre X kg 146
Première grille d'interprétation 146
Deuxième grille d'interprétation 147

Comportements liés au surpoids et au sous-poids 152

Comportements liés au surpoids 154
Rapport au temps 154
Rapport au matériel et au quotidien 156
Rapport à l'autre 157
Rapport aux inconnus 162

Comportements liés au sous-poids 165
Rapport au temps 165
Rapport au matériel et au quotidien 166
Rapport aux autres 169

Les zones de prise de poids 177
Les hanches, les cuisses et les fesses 177
Les fesses 178
Les genoux 178

Les mains et les pieds 179
Le ventre 179
Les flancs 180
Les seins 180
Le dos 181
Le menton 181
Les mollets 182

Partie III
Aspect musculaire 183

Vouloir prendre ou enlever du poids 185
Aspect musculaire 186
La physiologie du muscle 186
La contraction 187
La puissance 189
L'endurance 193
La force 195
Éthologie et racine hébraïque 197

Vouloir transformer la graisse en muscle 201

Partie IV
Pour aller plus loin 203

Difficulté à perdre du poids 207

Parallèle entre les conflits du poids et certains comportements de la société occidentale 209

Causes et origines possibles de l'embonpoint ou de la minceur, comme idéal, dans la société occidentale 212

Les leçons du poids 215
La leçon 215
La graisse dans le corps comme transposé de l'argent 215
La prise de poids comme moyen d'intimidation 217
La graisse comme résultante du manque et d'une peur du futur 217
La graisse comme barrière 219

Partie V
Index du poids à enlever ou à prendre 221

Bibliographie 283
Formations et ateliers 285

REMERCIEMENTS

À Bérengère pour son amour et son soutien de tous les jours.

À Brigitte, à Cécile, à Jennyfer, à Leslie, à Lisa, à Marc, à Mohamed, à Sonia (mamie) pour leur aide et leur avis éclairés sur cet ouvrage.

À Jean-François et à Chrystel pour leur aide, leur hospitalité et leur soutien.

AVERTISSEMENT

Ce livre n'est en aucun cas une méthode thérapeutique ou une méthode d'automédication. Il contient des hypothèses et des pistes de réflexion mettant en lien le poids avec des stress dans la vie et/ou la mémoire familiale de chacun.

Le travail proposé dans ce livre peut être complémentaire à celui des médecins, mais ne le remplace en aucune manière.

Je tiens, par ailleurs, à rappeler qu'en cas d'obésité ou de « sous-poids », il est important de nous faire suivre médicalement afin de :

- déterminer si une pathologie précise ne peut pas en être la cause ;
- prévenir aussi d'éventuelles complications que cette prise ou cette perte de poids peut provoquer sur notre santé.

Le but de ce livre est de répondre à un pourquoi possible sur ce qui nous arrive et d'y donner du sens. Les seules bonnes pistes sont celles qui résonnent dans notre histoire personnelle et/ou familiale.

Constitution des différentes parties du livre

Chaque grille de lecture décrite est légendée comme suit :

- **rouge** pour les personnes souffrant de surpoids ;
- **bleu** pour les personnes souffrant de sous-poids ;
- **violet** quand le sujet traite du surpoids et du sous-poids ;
- **vert** pour les personnes désirant tonifier leurs muscles.

AVANT-PROPOS

Pourquoi faire un livre sur le poids ?

Il faudrait être aveugles et sourds pour ne pas nous rendre compte à quel point ce sujet est omniprésent dans notre société. Il suffit de voir la place centrale que celle-ci lui accorde aussi bien dans les magazines que dans les reportages et les émissions de télévision.

En partant du postulat que tout a une cause, un sens, et vient nous enseigner une leçon, le poids, en général, doit être révélateur de quelque chose de très important pour nous et pour notre société.

Si, dans certaines parties du monde, le surpoids est plutôt considéré comme un indice de prospérité, il n'en est pas de même dans la société occidentale. Pour celle-ci, le surpoids et l'obésité sont devenus l'ennemi public numéro 1. En réaction à la question du surpoids, une nouvelle problématique est apparue : l'obsession de la minceur, voire, au fil du temps, de la maigreur.

Dans un premier temps, le but a été de trouver concrètement, dans la vie de chacun, les conflits et les stress qui pouvaient provoquer le surpoids et les messages cachés derrière les mots ***je veux perdre du poids***.

Une fois ce travail effectué, l'objectif a été de comprendre quelles leçons ces problématiques pouvaient apporter à chacun d'entre nous, mais aussi à notre société qui doit y faire face, et ce, pour nous permettre de nous en libérer plus facilement, plus rapidement et plus durablement.

Les conflits répertoriés ont également permis d'apporter des réponses quant aux causes possibles des modulations de poids à la suite d'événements particuliers :

- l'arrivée d'un enfant ;
- l'arrêt de la cigarette ;
- la perte d'un être aimé ;
- les séparations ;
- le vieillissement ;
- etc.

Le sous-poids

En étudiant le surpoids est venue en miroir la souffrance des personnes en sous-poids.

Dans notre société, cette problématique est beaucoup plus sournoise, beaucoup plus cachée et beaucoup moins traitée. Puisqu'elles correspondent aux critères de la société qui prône la minceur, les personnes maigres sont, souvent, perçues comme des privilégiées qui n'ont pas le droit de se plaindre. Elles ne peuvent donc pas exprimer leur souffrance d'être maigres ou ne se sentent pas entendues quand elles le font.

L'un des objectifs de cet ouvrage est donc de comprendre également les stress et conflits qui peuvent provoquer le sous-poids en réponse afin de mieux en saisir, ensuite, le sens et les leçons.

Le muscle

Dans les problématiques de poids, le muscle est aussi un aspect à prendre en compte. Certaines personnes sont naturellement musclées ou parviennent facilement à « faire du muscle » ou à le conserver une fois obtenu. Pour d'autres, ce sera plus difficile.

Le muscle et le cerveau sont les deux plus grands consommateurs d'énergie. C'est pourquoi il est souvent conseillé aux personnes en surcharge pondérale (PSP) de faire de l'exercice physique. Celles-ci aimeraient alors pouvoir transformer leur graisse en muscle sans forcément y parvenir ou sans y parvenir durablement.

Par ailleurs, le muscle est plus lourd que la graisse. Il est donc fréquent de voir les personnes en sous-poids, surtout les hommes, chercher à reprendre du poids en prenant du muscle.

L'objectif est, ici, de comprendre ce qui peut bloquer cette prise de muscle et ce que cette volonté d'en avoir peut révéler chez les personnes concernées.

La numérologie du poids

Avec la numérologie du poids, nous faisons une incursion dans le monde irrationnel. Bien qu'irrationnel et non scientifique, ce monde peut nous offrir des pistes pouvant être utiles concrètement dans la vie de chacun.

Si certains conflits ou comportements sont communs à toutes les personnes en surcharge pondérale et d'autres, communs à celles en sous-poids, les histoires où se trouvent ces conflits sont propres à chacun.

Dans les problématiques de poids, chacun peut avoir :

- un « poids-cicatrice » sur lequel il bloque et sous lequel il n'arrive pas à descendre;
- un poids idéal précis qu'il rêve d'atteindre.

L'ensemble forme alors une combinaison propre à un individu. L'objectif de ce chapitre est de répondre à ces questions :

- « Quels messages et histoires raconte inconsciemment la valeur (la numérologie) du poids où je suis bloqué? »
- « Que raconte inconsciemment la valeur (la numérologie) de mon poids idéal? »
- « Que raconte la valeur (la numérologie) différentielle entre les deux? »

Ou, dans un autre système :

- « Quelle histoire raconte le nombre de kilos (ou livres) que je souhaite perdre (ou prendre)? »

Les lettres ont toutes une valeur numérique. Les nombres et les lettres sont donc liés et ont, dans notre inconscient, de multiples significations symboliques. Grâce à cela, la valeur de notre poids peut porter en elle de multiples sens ou réponses pouvant nous aider à avancer sur notre problématique de poids.

Un petit index, non exhaustif, a ainsi été réalisé en fin d'ouvrage pour donner des pistes pour chacun des kilos (ou livres) que nous voulons ajouter ou enlever à notre poids.

Indice de masse corporelle

Au-delà de notre ressenti, c'est l'indice de masse corporelle (IMC) sur le plan médical qui permet de déterminer si nous sommes en surcharge pondérale ou non. Il est défini par la formule suivante :

$$\frac{\textbf{Poids (en kg)}}{\textbf{Taille}^2\textbf{ (en m)}}$$

Chez l'adulte, quand l'IMC est entre 18,5 et 25 kg/m^2, le poids est considéré comme normal. Quand le résultat est :

- en dessous de 18,5 kg/m^2, nous sommes maigres ;
- entre 25 et 30 kg/m^2, nous sommes en surpoids ;
- entre 30 et 35 kg/m^2, nous sommes en obésité modérée ;
- entre 35 et 40 kg/m^2, nous sommes en obésité importante ;
- au-dessus de 40 kg/m^2, nous sommes en obésité morbide.

Chez l'enfant, l'obésité est définie à partir de courbes de croissance qui décrivent l'évolution de l'IMC en fonction de l'âge.

Attention !

Le surpoids et le sous-poids sont les deux facettes d'une même pièce. Que nous soyons en surpoids ou en sous-poids, il peut donc être important de travailler les deux facettes de cette problématique afin de mieux la comprendre.

De plus, être gros ou maigre n'est pas qu'une vision objective et médicale :

- Certaines personnes peuvent être « objectivement » maigres, mais se sentir grosses. D'autres personnes peuvent se sentir maigres quand elles sont « objectivement » grosses.
- Certaines personnes seront ou se trouveront « grosses » sur certaines parties de leur corps et « maigres » sur d'autres.
- Certaines personnes sont grosses et rêvent d'être maigres. D'autres sont minces et rêvent d'être plus grosses.

Tous les cas sont donc possibles. C'est pourquoi nous pouvons, quand nous sommes en surpoids, nous retrouver dans les pistes de cette catégorie, mais également dans celles du sous-poids, et vice versa.

Il peut donc être utile de lire l'ensemble des parties afin d'englober les diverses parties possibles de nous-mêmes.

Poids et nourriture

En nous penchant sur le surpoids, nous nous rendons compte que la nourriture et les régimes sont souvent mis en avant comme causes et remèdes à cette problématique. Le principal ennemi du poids serait donc la qualité ou la quantité de ce que nous mangeons, associé à une faible dépense énergétique. Dans ce contexte émerge donc souvent une culpabilité vis-à-vis de notre relation à la nourriture, de nos habitudes alimentaires ou de notre mode de vie.

Nous avons des besoins caloriques de base et chaque jour nous dépensons de l'énergie. Entre nos dépenses énergétiques et nos besoins caloriques se créera un seuil. Dans la théorie, classiquement évoquée, quand nous mangeons au-delà de ce seuil, nous pouvons commencer à grossir et quand nous mangeons en deçà, nous allons maigrir.

Une question peut alors être posée : « Pourquoi certaines personnes grossissent-elles ou maigrissent-elles subitement alors qu'elles n'ont rien changé à leur style de vie ? »

Le professeur Ethan Sims, du département de médecine de l'université du Vermont aux États-Unis, a réalisé, dans les années 1960, une expérience auprès de prisonniers du Vermont.

Dans cette expérience, un groupe significatif de personnes minces se sont engagées pendant deux cents jours à manger autant qu'elles le pouvaient pour prendre du poids. Les prisonniers ont tous mangé plus de deux fois leurs besoins caloriques normaux (jusqu'à 10 000 calories par jour pour certains, quand la moyenne se trouve entre 2 000 et 2 500 calories par jour). Dans le même temps, ces prisonniers ont diminué leur effort physique.

Alors que, théoriquement, ils auraient tous dû prendre énormément de poids, dans les faits, cela n'a pas été le cas. Sur l'ensemble, seul un petit nombre est parvenu à prendre significativement du poids (20 % du poids initial). La plupart des prisonniers de l'expérience n'en ont pris que très peu (ou ont eu énormément de mal à en prendre), au regard de la nourriture avalée et du peu d'effort physique effectué.

L'expérience finie, les prisonniers sont redevenus minces sans effort et sans faire attention à ce qu'ils mangeaient.

Les conclusions de l'expérience du professeur Sims ont donc montré que la prise de poids d'une personne ne pouvait pas être expliquée que par la quantité ou la qualité de la nourriture qu'elle ingérait.

Ainsi, le modèle visant à penser que le poids n'est qu'une question d'équilibre entre les calories que nous mangeons et celles que nous brûlons peut être remis en cause; la pensée que ce que nous mangeons (la nourriture) sera à l'origine de nos problématiques de poids aussi.

En conclusion :

- La nourriture fait-elle grossir? **OUI.**
- La nourriture est-elle la cause de nos prises de poids? **NON.**
- La nourriture est-elle à l'origine de l'obésité ou de la maigreur? **NON.**

L'hypothèse proposée dans ce livre est que la nourriture n'est pas la cause principale du surpoids. La nourriture est plutôt un intermédiaire, un moyen qu'utilise notre corps pour moduler notre poids et notre volume quand il l'estime nécessaire afin de répondre à un besoin précis inconscient. Le but de ce livre est de déterminer et de comprendre lequel.

À mes yeux, agir sur son poids uniquement par la nourriture et les régimes revient à passer son temps à écoper dans un bateau qui prend l'eau sans chercher à trouver et à colmater l'origine de la fuite. Les régimes auront donc un impact sur notre poids. Cependant, si la cause sous-jacente est toujours présente, perdre du poids (ou en prendre) sera un parcours du combattant qui demande un sureffort pour parvenir à son poids idéal (quand on y arrive) et un effort encore plus contraignant pour le conserver.

De plus, si nous considérons que notre cerveau nous fait grossir pour répondre à un besoin ou à un stress inconscient, en cherchant à maigrir, nous allons, en fait, contre lui et contre ce qu'il estime nécessaire à notre bien-être, voire à notre survie. Nous le stressons donc encore plus en le privant de quelque chose qu'il pense être utile et important pour nous.

La modification du régime alimentaire dans les problématiques de poids n'est donc pas l'unique solution tant que la cause sous-jacente n'a pas été élucidée, comprise, intégrée, assimilée et digérée, c'est-à-dire tant que nous n'aurons pas répondu à ces questions :

- « Pourquoi mon corps cherche-t-il à prendre (ou à perdre) du poids ? »
- « À quel stress de ma mémoire (personnelle ou familiale) est-il en train de s'adapter ? »
- « À quel besoin pense-t-il répondre en prenant (ou en perdant) du poids ? »

Dans ce livre, il ne sera donc pas question de régime ni même de nourriture, mais de causes, inconscientes, pouvant amener notre corps à s'adapter en prenant ou en perdant des kilos (ou livres).

Attention !

Bien entendu, manger sainement et faire de l'exercice restent importants pour la santé et le bien-être général. D'ailleurs, un régime particulier pourra être utile en parallèle de cette compréhension ou dans un deuxième temps.

Hypothèse de base de la réflexion

Depuis toujours, le but archaïque de tous les êtres vivants (végétaux, animaux ou humains) est de survivre.

- Dans notre vie, nos comportements, réactions et stratégies visent à y parvenir.
- Dans notre corps, tous les organes, tissus et cellules ont des fonctions propres qui tendent systématiquement vers cet objectif.

Voici des exemples :

- Nos poumons absorbent l'oxygène nécessaire à toutes nos cellules.
- Notre système immunitaire permet de protéger tout notre corps.
- Notre système digestif digère pour apporter à chaque cellule l'énergie et les constituants dont elle a besoin.
- Notre système urinaire permet d'évacuer des déchets produits par notre corps.
- Notre système reproducteur permet la reproduction, donc la survie de notre espèce, en général, et de nos gènes, en particulier.
- Notre graisse est une réserve d'énergie pour toutes les cellules de notre corps.
- Etc.

Les fonctions de nos cellules visent donc à répondre à un besoin précis afin de favoriser ou d'assurer la survie de l'ensemble.

Pour tous les êtres vivants, la clé de cette survie tant convoitée est l'**adaptation**. Depuis la nuit des temps, les organismes vivants qui ont su s'adapter aux stress et aux contraintes de leur environnement ont pu éviter la mort. En tant qu'êtres humains, nous ne faisons pas exception à la règle.

C'est pourquoi notre corps s'adaptera, spontanément, à ce qu'il vit quotidiennement dans son environnement en modifiant sa physiologie et son fonctionnement pour répondre à un besoin précis, pour nous protéger et ainsi nous aider à survivre, par exemple dans les cas suivants :

- Quand nous sommes au soleil, certains de ses rayons agressent notre corps. Celui-ci s'adapte en produisant plus de mélanine afin de nous protéger (le bronzage).
- Quand il fait froid, notre corps s'adapte en frissonnant d'abord et en favorisant ensuite la circulation du sang vers les organes vitaux afin d'augmenter la température interne et de tenter de les maintenir à une température compatible avec leur fonctionnement et notre survie.
- Quand il fait chaud, notre corps s'adapte en produisant, par exemple, plus de sueur afin d'abaisser la température interne, et ce, toujours pour que nos organes puissent continuer de fonctionner et nous permettre de survivre.
- Quand nous sommes en altitude, le niveau d'oxygène est bas. Notre corps s'adapte alors en produisant plus de globules rouges afin de favoriser le transport de la moindre particule d'oxygène vers nos cellules.
- Quand il y a trop de lumière ou quand nous sommes éblouis par le soleil, nos pupilles se rétractent (myosis) pour tenter de conserver notre faculté visuelle.
- Etc.

Le but de ces modifications (adaptations) dans notre organisme est donc de nous permettre d'avoir plus de chance d'être en vie l'instant d'après.

Cela dit, notre corps ne se modifie et ne s'adapte pas seulement en fonction de facteurs physiques de l'environnement. Il se modifie également en fonction de nos stress émotionnels. Nos émotions sont essentielles à notre survie. Elles nous permettent d'évaluer ce que nous vivons afin de réagir au mieux. Elles provoquent des modifications dans notre comportement et

dans notre corps afin de nous offrir une plus grande chance de survie. Par exemple, devant un lion sauvage, si nous ne ressentons pas de peur, nous sommes en danger de mort. En effet, c'est la peur qui nous permettra d'adopter un comportement de prudence ou de fuite. Dans notre corps, cette émotion déclenchera de multiples changements comme une accélération des battements cardiaques, une augmentation de la sudation, une décharge d'adrénaline qui permettront à nos muscles de se préparer à l'action... Dans le ressenti de fuite, le corps apportera le sang préférentiellement vers les membres inférieurs et augmentera la fréquence respiratoire et cardiaque afin de favoriser la course.

Ainsi, tous les jours, suivant la nécessité de l'instant, notre organisme modifie son comportement en augmentant ou en diminuant spontanément une ou plusieurs fonctions de notre corps. De cette manière, il nous permet de répondre à nos besoins, de nous adapter au milieu environnant ainsi qu'aux divers stress que nous vivons.

Ces modifications de la physiologie ne sont pas aléatoires. Elles ont toujours un but précis et une utilité concrète reliés aux stress qui les ont provoquées. De plus, elles sont proportionnelles à l'intensité du stress ressenti : un petit stress entraîne une légère modification, un gros stress, une modification plus importante.

Par exemple, si nous avons un pansement ou si nous portons un tee-shirt, le bronzage apparaîtra uniquement sur les zones de notre corps agressées par le soleil. De plus, s'il y a peu de soleil, nous bronzerons peu et s'il y en a beaucoup, nous bronzerons plus.

Le corps s'adapte et répond donc précisément et graduellement aux stress de notre environnement en fonction de l'intensité et du type de stress ressenti afin de nous aider à survivre.

La maladie

Nous venons d'évoquer ce qui suit :

- Les êtres vivants ont toujours cherché à s'adapter pour survivre.
- Tous nos organes et tissus ont des fonctions visant à favoriser notre survie.
- Tous les jours, notre corps effectue des modifications de notre physiologie (organes, tissus, cellules) pour nous permettre de nous adapter, au mieux, aux stress de la vie quotidienne afin d'assurer ou de favoriser notre survie.

- Ces modifications ne se font pas au hasard et ont une utilité en lien direct avec le stress qui les provoque.

De l'autre côté, **la maladie est également une modification de la physiologie d'une partie de notre organisme**. Les hypothèses de base posées sont alors les suivantes :

- Et si la maladie était aussi une tentative d'adaptation de notre corps à un stress extérieur vécu, pour inconsciemment nous aider à assouvir un besoin?
- Et si la maladie était une réaction d'adaptation à un ressenti stressant précis pour, inconsciemment, tenter d'y apporter une réponse?

Dans ces hypothèses :

- C'est quand nous ne parvenons pas à trouver une solution à un drame ou à choc de notre vie (physique ou émotionnel) que nous tenterons, inconsciemment, de développer, en réponse, une adaptation dans notre corps à ce conflit : la maladie.
- Le stress auquel s'adapte notre corps par la maladie n'est pas un stress global, mais un ressenti stressant et précis survenant à un moment particulier de notre vie.
- Comme pour les modifications quotidiennes évoquées précédemment, la partie du corps touchée sera en lien avec le stress qui l'a provoquée et ne sera pas aléatoire. Et la force et l'importance de la modification (de la maladie) seront proportionnelles à celles du stress ressenti.

Ainsi, chaque maladie, chaque modification de la physiologie de notre corps, pourra être en lien avec un ressenti stressant précis, par exemple :

- L'estomac:

  Il permet la digestion. Une atteinte de l'estomac peut parler d'un stress en lien avec quelque chose que nous n'arrivons pas à digérer dans une partie de notre vie. Par extension, l'estomac pourra être lié à une incompréhension ou à un ressenti stressant de ne pas nous sentir compris. Ainsi, si nous sommes confrontés à une situation provoquant en nous ces ressentis et surtout si nous ne parvenons pas à trouver une réponse à celle-ci, notre corps peut prendre le relais et tenter de s'adapter en touchant l'estomac, dont la fonction est de digérer. De cette manière, il tentera de faire ce que nous n'arrivons pas à faire dans notre vie.

- La peau :

  La partie épidermique de la peau permet le contact. Un stress de séparation ou un ressenti stressant d'être coupé de quelqu'un, auquel nous ne trouvons pas de réponse dans notre vie, peut déclencher, en réponse dans notre corps, une pathologie comme un eczéma.

La maladie est donc la réponse, dans notre corps, que nous n'avons pas pu (ou pas su) mettre en place lors d'un drame ou d'un choc précis de notre vie.

Dans ce cadre, la maladie nous invite à nous poser des questions :

- Dans quel ressenti stressant est notre cerveau (ou se croit notre cerveau) pour modifier ainsi le fonctionnement de notre organisme ?
- À quel besoin pense répondre notre corps en modifiant ainsi sa physiologie ?

Et le poids dans tout ça ?

Le surpoids et le sous-poids sont également le fruit de modifications dans notre organisme. En effet, une variation de notre poids peut passer par une augmentation ou une diminution du volume ou du nombre de nos cellules graisseuses (les adipocytes). Nous pouvons donc nous poser les questions suivantes :

- Dans quel stress notre corps se croit-il pour augmenter ou diminuer le nombre ou le volume de nos cellules graisseuses ?
- À quel besoin pense répondre notre corps en grossissant ou en maigrissant ?
- À quel stress, ressenti et événement précis de notre mémoire, personnelle ou familiale, notre corps s'adapte-t-il en prenant ou en perdant du poids ?
- Quel intérêt ou bénéfice avons-nous, inconsciemment, à être « gros » ou « maigres » ?
- Que vient donc raconter notre surpoids ou notre sous-poids par rapport aux stress de notre vie ?

Ainsi, ce livre explore et propose de comprendre précisément et concrètement les ressentis stressants et précis possibles pouvant être à l'origine de nos problématiques de poids.

La leçon

Dans notre quotidien, quand nous trouvons une réponse au stress à l'origine de la modification ou quand celui-ci disparaît, l'adaptation n'a alors plus lieu d'être et « disparaît » également. Voici des exemples :

- À la fin de l'été, ou si nous restons à l'ombre, notre bronzage s'en va.
- Quand nous avons froid, si nous mettons un *pull* ou que nous allons au chaud, notre température peut redevenir « normale » et notre corps peut alors cesser de frissonner.
- Quand nous avons chaud, si nous enlevons notre *pull* ou trouvons un moyen de nous rafraîchir, notre température peut redevenir « normale » et notre corps cesse de transpirer.
- Quand nous redescendons de la montagne, le taux d'oxygène redevient « normal » et le corps cesse donc de produire un excédent de globules rouges.
- Quand nous trouvons le moyen de diminuer l'intensité du stress lumineux devant nos yeux, nos pupilles redeviennent « normales » et cessent de se rétracter.
- Quand le lion s'en va ou quand nous quittons la brousse, la peur du lion disparaît et notre corps retrouve alors une fréquence respiratoire et un rythme cardiaque normaux.

Ainsi, quand nous trouvons une autre réponse dans notre vie aux stress environnementaux qui provoquent des modifications dans notre corps, celles-ci disparaissent.

Peut-être en est-il de même pour la maladie. Peut-être qu'en comprenant concrètement et précisément le ressenti stressant ou le choc à l'origine de notre problématique **et en lui trouvant une autre réponse** ou manière de nous y adapter, notre corps pourra retrouver sa physiologie, donc sa santé.

Dans nos hypothèses de base, la maladie est une tentative d'adaptation dans notre corps à un stress extérieur que nous n'avons pas pu gérer dans notre vie. La maladie représente donc la réponse dans notre corps que nous n'avons pas trouvée dans notre vie.

Je pose alors une nouvelle hypothèse : **la leçon**

- Peut-être qu'en apprenant à transposer cette réponse qu'est la maladie dans notre vie, nous n'aurons plus besoin de la vivre dans notre corps.

- Peut-être qu'en apprenant à transposer et à mettre en place dans notre vie cette modification de notre physiologie, nous n'aurons plus à la vivre dans notre corps.

Au travers de cette nouvelle hypothèse, notre corps et la physiopathologie (la maladie) se transforment en un professeur dispensant une **leçon**, un manuel de vie détenteur d'un moyen pour nous aider à dépasser notre problématique.

Au travers de ces hypothèses, la maladie devient une réponse dans le présent à un stress du passé détenant en son sein des clés de guérison et des enseignements pour construire notre futur.

L'histoire (ou le choc) à l'origine de cette modification pourra également être porteuse d'une leçon, mais celle-ci ne pourra être étudiée que dans l'histoire propre de chacun.

Dans cet ouvrage, nous n'évoquerons donc que des leçons possibles en lien avec les grilles de lecture étudiées pour avancer sur notre problématique de poids.

Aspect généalogique

L'expérience du professeur Sims, relatée dans le chapitre « Poids et nourriture », apporte de nouvelles questions :

- Bien que nous puissions tous être soumis à la malbouffe, pourquoi, devant elle, certains resteront minces quand d'autres grossiront ?
- Pourquoi certains seront minces naturellement pendant que d'autres seront plus gros ?

Pour le professeur Sims, la problématique du poids avait un aspect génétique.

Alors, si c'est l'expression de nos gènes qui favorise la prise ou la perte de poids, pourquoi certaines personnes vont-elles se mettre à grossir ou à maigrir subitement ? En d'autres termes, qu'est-ce qui fait que nos gènes s'exprimeront soudainement ou, au contraire, resteront silencieux, modifiant ainsi notre organisme et son fonctionnement ?

Certaines études plus récentes ont ainsi montré que des facteurs épigénétiques pouvaient expliquer l'obésité ou la maigreur. L'épigénétique est une science qui cherche à mettre en évidence comment l'histoire personnelle et l'environnement peuvent influer sur l'expression ou le silence des gènes d'une cellule.

Pour bien comprendre

Le génome est un immense réservoir d'information où chaque gène est une donnée différente. Mais, nous n'avons pas besoin, à chaque instant et à chaque endroit, de tous les gènes. Si tous les gènes de chaque cellule étaient lus, il n'y aurait plus de différenciation cellulaire. Nous ne pourrions donc pas avoir des tissus différents et des organes différents avec des fonctions différentes. En fait, nous ne pourrions pas exister. Par exemple, les cellules de notre estomac et celles de notre cerveau ont le même génome et sont pourtant très différentes dans leur structure et leurs fonctions. Ces cellules ne lisent donc pas la même partie du génome. Chacune lira une partie différente du génome pour répondre à un besoin différent et précis de l'individu.

Nous pouvons donc être porteurs de gènes sans que ceux-ci s'expriment, et certains gènes peuvent aussi être lus et s'exprimer à un moment donné et ne plus l'être à un autre. Par exemple, une chenille devenant un papillon a toujours les mêmes gènes. Pourtant, le papillon sera complètement différent de la chenille. Certains gènes sont donc restés silencieux pendant un temps alors que d'autres s'exprimaient. Puis, d'autres gènes se sont exprimés tandis que certains sont devenus silencieux.

En épigénétique, les facteurs externes, les modifications ou les stress environnementaux agiront sur des facteurs épigénétiques qui à leur tour agiront sur l'expression ou le silence d'un gène entraînant des modifications dans notre corps et notre physiologie (parfois des maladies). Par exemple, des jumeaux ayant le même patrimoine génétique, mais vivant dans deux environnements différents, peuvent exprimer des phénotypes, des pathologies et des comportements différents. Ils ne lisent donc pas exactement la même partie de leur génome.

Par ailleurs, les épigénéticiens ont montré que des facteurs épigénétiques acquis au cours de l'existence pouvaient se transmettre à la descendance, même si le stress environnemental à l'origine de ces facteurs avait disparu. Pour eux, cette transmission se fait surtout pendant la période où l'individu est dans le ventre de sa mère et lors de sa naissance.

Dans le chapitre précédent, nous arrivions à une hypothèse pour la maladie :

- Et si la maladie était aussi une tentative d'adaptation de notre corps à un stress extérieur vécu, afin de répondre à un besoin précis ?

En relisant l'épigénétique à la lumière de cette hypothèse de base, nous pouvons envisager ce qui suit :

- Les « facteurs externes » ou les « stress environnementaux » évoqués par l'épigénétique pourront être représentés par les stress et ressentis qui n'ont pas trouvé de réponse dans la vie de l'individu lors de drames ou de chocs précis (physiques ou émotionnels).
- Les modifications de notre organisme provoquées par les facteurs épigénétiques ne seront pas des modifications aléatoires ou hasardeuses. Elles pourront être interprétées comme des tentatives d'adaptation au ressenti stressant ou au choc précis qui les aura provoquées afin d'offrir, inconsciemment, à l'individu une meilleure chance de répondre à un besoin et donc de survivre ou encore d'offrir ou de proposer une solution à un problème que la vie lui a soumis.

En résumé

- Les stress environnementaux agissent sur des facteurs épigénétiques qui agissent à leur tour sur l'expression ou le silence de nos gènes, donc sur nous et notre corps.
- Les facteurs épigénétiques acquis peuvent se transmettre à la descendance. Nos ancêtres ont donc vécu des stress environnementaux qui ont créé en réponse des facteurs épigénétiques qu'ils ont pu nous transmettre.
- L'hypothèse utilisée dans ce livre est que la maladie (les modifications de notre physiologie) est une tentative d'adaptation à un ressenti stressant extérieur et précis.

Héritiers des facteurs épigénétiques de nos ancêtres, nous pouvons donc, sans le savoir, nous adapter dans notre vie à un stress pourtant vécu par eux.

À travers notre hypothèse de base, **nous pouvons donc avoir des comportements, des maladies (et donc des problématiques de poids), en réponse à des stress de la vie de nos ancêtres ou de celle de nos**

parents pendant qu'ils nous attendaient (même dans le cas où le stress à l'origine de cette modification n'existe plus dans le présent de l'individu).

C'est pourquoi, dans ce livre, les pistes de réflexion proposées sont à chercher :

- dans la vie de la personne ;
- dans la vie de ses ancêtres ;
- dans la période où la personne était dans le ventre de sa mère et dans celle de sa naissance.

Les recherches, pour parvenir à trouver ces pistes, sont le fruit de la rencontre et de la cohabitation de deux mondes :

- Le monde rationnel dirigé par la logique, la raison, qui tient compte de ce qu'il peut voir et toucher.
- Le monde irrationnel du symbole qui ne peut être appréhendé ni cerné par des moyens physiquement mesurables. Il peut avoir sa propre logique ou paraître échapper à toute logique.

Ainsi, dans ce livre, les pistes de réflexion seront obtenues en s'appuyant :

- dans la première partie, sur des données physiques, physiologiques et éthologiques ;
- dans la deuxième partie, sur le symbole, l'étymologie et la mythologie.

Le but de ce livre est d'apporter des réponses aux ressentis, chocs et événements précis contenus dans notre mémoire, personnelle ou familiale, qui ont pu provoquer le surpoids ou le sous-poids en réponse d'adaptation dans notre vie.

Il faut trouver l'origine de notre problématique de poids pour ensuite comprendre les leçons qu'elle porte en elle afin de nous aider à nous en libérer.

Attention !

1. Bien entendu, toutes les pistes et leçons données ne sont pas exhaustives et ne sont pas obligées de résonner dans la vie de chacun. Il s'agit de les prendre une par une et de voir si elles nous interpellent dans notre propre

vie ou si nous les retrouvons dans l'une des histoires de notre famille. Si ce n'est pas le cas, nous pouvons les mettre à la poubelle et les considérer comme ne nous appartenant pas et, surtout, comme n'étant pas pour nous.

2. Nous sommes tous différents et nous avons tous nos propres facultés d'adaptation quant aux stress de la vie. Ainsi, une personne ayant un ou plusieurs des stress décrits dans le livre n'est pas obligée de vivre une prise de poids ou une perte de poids en réponse.

Dans cette hypothèse, c'est seulement quand nous ne sommes pas capables, à cause de la situation ou de nos mémoires, de gérer inconsciemment les stress liés à un événement de notre vie que ceux-ci peuvent engendrer une pathologie (dans ce livre, une problématique de poids).

Il est donc important de comprendre que nous partons du problème pour remonter à la source éventuelle des stress qui ont pu le provoquer, et non l'inverse.

3. Les pistes proposées visent à mettre en lumière les conflits à l'origine des modulations de notre poids. Il est aussi important de comprendre que si les ressentis peuvent être communs à de nombreuses personnes, les histoires dans lesquelles se situent ces conflits et ces ressentis sont propres à chacun. C'est ce qui fait que nous sommes tous uniques.

Partie I

Les données scientifiques

Surpoids et formules physiques

L'univers suit des lois que les physiciens tentent de comprendre et de mettre en équation. Des planètes aux particules, tous les éléments y sont soumis. Étant donné que nous faisons partie intégrante de l'univers, ces lois peuvent donc également nous être appliquées.

Le but, dans ce chapitre, est de transposer certaines de ces formules physiques dans la vie de chacun pour comprendre la signification de problématiques que nous vivons : ici, celle du poids.

Définition

Le poids est une force qui s'exerce sur un corps possédant une masse du fait de l'accélération de la pesanteur. Son équation est la suivante :

$$\mathbf{P = m \times g}$$

P : poids

m : masse, soit la quantité de matière contenue dans un corps.

g : accélération de la pesanteur. Sur la planète Terre, celle-ci est à peu près constante.

La variation du poids est donc proportionnelle à la variation de la masse. Poids et masse sont donc liés.

Dans les équations physiques, la masse a une place déterminante. Pour comprendre le fonctionnement de l'univers, les physiciens tentent de comprendre comment la masse est apparue. La réponse à cette question est, pour eux, cruciale. Des milliards de dollars ont déjà été dépensés pour la trouver et celui qui y parviendra est assuré d'obtenir un prix Nobel.

Ainsi, nous pouvons comprendre pourquoi le poids de chacun est un sujet aussi important et central dans notre société.

Masse et modèle standard de la physique

Comme l'explique, entre autres, le physicien Étienne Klein, les propriétés de la matière sont essentiellement décrites, à ce jour, par la théorie fondamentale de l'univers appelée « modèle standard ».

Ce modèle a prévu toutes les particules élémentaires que nous connaissons (les électrons, les quarks, etc.). Celles-ci forment les constituants fondamentaux de l'univers et ne sont pas divisibles en d'autres particules.

La validation du modèle standard implique une masse nulle de ces particules. Or, les expériences démontrent pourtant qu'elles en ont une. Pour résoudre cette contradiction, le physicien Peter Higgs a proposé une théorie : les particules élémentaires n'auraient pas de masse initialement, et c'est en interagissant avec leur environnement qu'elles en obtiendraient une.

La masse ne serait donc pas une propriété des objets, mais résulterait d'une interaction avec le vide dans lequel se trouveraient, sous forme de champs, les bosons de Higgs. Cette particule, dite « de Dieu » par certains physiciens, permettrait ainsi de comprendre l'origine de la masse dans l'univers. De cette manière, plus une particule entrerait en interaction avec le champ de Higgs, où se trouvent les bosons de Higgs, et plus sa masse serait importante.

Si toutes les particules que le modèle standard prévoyait ont été retrouvées et observées grâce aux expériences des physiciens, le boson de Higgs, lui, ne l'a pas encore été. Et tant que cette particule n'a pas été observée, le modèle standard restera une hypothèse[1].

Aujourd'hui, des accélérateurs de particules sont construits pour recréer l'origine de l'univers afin d'étudier le big-bang, mais surtout pour vérifier la véracité du modèle standard en cherchant ce fameux boson de Higgs.

D'après cette théorie, admise par la plupart des physiciens, la masse résulterait donc d'une interaction avec le vide.

Transposée à l'humain, la prise de poids peut être vue alors comme la résultante d'un sentiment de vide dans sa vie ou dans une partie de sa vie (amour, travail, famille, etc.). Cela traduit un désir d'entrer en contact avec le monde ou d'être plus présent dans le monde, sans forcément y parvenir.

La masse est la quantité de matière présente dans un corps. En grossissant, nous pouvons donc chercher, symboliquement, à combler un vide dans notre vie par de la matière. C'est comme si nous cherchions à concrétiser ou à matérialiser quelque chose d'inexistant ou d'absent dans notre vie.

---

1. Depuis l'écriture de ce livre, cette particule a été mise en évidence par le CERN.

La prise de poids peut donc entraîner la question suivante : « Que veux-je concrétiser dans ma vie? Qui manque à ma vie? Qu'est-ce que je n'arrive pas à matérialiser ou à rendre concret dans ma vie? Qu'est-ce que je n'arrive pas à incarner dans ma vie (travail, amour, amitié, couple, enfant, foyer, parent, argent, etc.)? »

À noter : le nombre symbolique des kilos (ou livres) en plus peut apporter une piste, une tonalité, une information sur ce que nous ne parvenons pas à concrétiser dans notre vie.

Ressentis stressants ou mémoires possibles à chercher dans notre vie ou dans notre généalogie :

- Un sentiment de vide dans notre vie.
- Un vide de parent, de famille, d'amour, d'amitié, de travail, etc.
- Un sentiment de solitude.
- Un sentiment d'abandon.
- Mémoire possible d'abandon.
- Une volonté de retrouver le lien avec l'autre ou avec notre environnement, mais ne pas y parvenir.
- La concrétisation difficile d'un projet, d'un amour, d'un travail, etc.

Masse et formules physiques

Le poids et la loi d'attraction universelle

L'équation de la loi d'attraction universelle est la suivante : chaque molécule d'un corps attire toutes les autres en raison directe de sa masse et en raison inverse du carré de sa distance à la molécule attirée.

$$F = \frac{g \times m1 \times m2}{d(1\text{-}2)^2}$$

F : force d'attraction
g : gravité
m : masse
d : distance

Sur une planète, cette force est primordiale pour l'apparition de la vie en permettant, par exemple, de retenir les gaz dont nous avons besoin pour vivre.

Cette équation nous apprend que plus la masse augmente, plus la force d'attraction augmente.

Une prise de poids peut donc venir nous raconter, inconsciemment, un désir ou un besoin d'augmenter notre force d'attraction. Grossir exprime ainsi le désir d'attirer à nous quelqu'un ou quelque chose et le désir d'être plus attirants et, par extension, plus séduisants. Nous pouvons également traduire une prise de poids comme un désir de retenir quelqu'un près de nous : « Qui veux-je attirer vers moi ? Qui veux-je séduire ou séduire de nouveau ? Qui veux-je retenir (enfant, parent, amour, personne mourante, désir, etc.) ? »

Ressentis stressants ou mémoires possibles à chercher dans notre vie ou dans notre généalogie :

- « Je veux ou je dois attirer l'autre près de moi (amour, argent, famille, ami, clientèle, etc.). »
- « Je veux ou je dois retenir l'autre, l'empêcher de s'éloigner de moi. »
- « Je veux ou je dois séduire l'autre, lui plaire. »
- Le drame de ne pas avoir réussi à séduire la personne désirée.
- Le drame de ne pas plaire ou de ne plus plaire à la personne désirée.
- Chercher un drame en lien avec ne pas avoir été choisi (en amour, au travail, etc.).
- Le drame d'un enfant voyant arriver un autre enfant dans le foyer.
- « Je veux retrouver l'essentiel dans ma vie. »
- « Je veux retenir ce qui est essentiel à ma vie (amour, enfant, parent, travail, argent, etc.). »
- Le stress d'avoir perdu quelque chose d'essentiel à sa vie.
- Qui a perdu son amour, son enfant, son parent ?

Le poids et la distance

Reprenons l'équation de la loi d'attraction universelle :

$$F = \frac{g \times m1 \times m2}{d(1\text{-}2)^2}$$

F : force d'attraction
g : gravité
m : masse
d : distance

Quand nous observons cette équation, nous constatons que l'augmentation de la distance entre deux objets provoque une diminution de la force d'attraction, sauf si la masse augmente en conséquence.

Si d = infini, F = 0.

Transposée dans notre vie, une distance qui augmente entre deux corps est une séparation.

Cette équation nous offre ainsi une clé pour comprendre les personnes qui grossissent lors de séparations ou d'éloignements. C'est comme si elles exprimaient leur besoin de maintenir leur force d'attraction pour être sûres que l'autre revienne près d'elles.

La prise de poids vient ainsi contrebalancer l'effet de l'éloignement ou de la séparation pour garder l'autre près de soi ou le faire revenir. C'est donc la conséquence de la peur de perdre l'autre ou le désir de le récupérer, s'il est parti.

« Qui veux-je empêcher de s'éloigner ? Qui veux-je retenir près de moi ? Que ou qui veux-je attirer à moi après en avoir été séparé ou éloigné (enfant, conjoint, parent, travail, argent, maison, etc.) ? »

Cette équation permet également de comprendre les prises de poids de certaines personnes lors de grossesses.

Si l'homme a la sensation que sa femme, tournée vers l'enfant, ne fait plus attention à lui, il peut alors avoir peur qu'elle s'éloigne. Ce sentiment de vide peut entraîner une prise de poids en réponse afin de la retenir près de lui.

De son côté, la femme peut avoir le stress de voir son homme s'éloigner d'elle à cause de son changement de statut ou de morphologie. La prise de poids est alors la résultante de l'application de cette formule pour, inconsciemment, maintenir son pouvoir d'attraction sur l'homme afin de le garder près d'elle.

À noter : le nombre symbolique des kilos (ou livres) en plus peut apporter une piste, une tonalité, une information sur ce que nous voulons ou sur qui nous voulons rapprocher de nous.

Cas de Mademoiselle G souffrant d'obésité

La prise de poids de Mademoiselle G survient après la disparition brutale de son compagnon, alors qu'il était encore jeune. Atteint d'une maladie grave, il disparaît en quelques mois. Mademoiselle G ne parvient pas, malgré les années, à faire le deuil de celui qu'elle aimait. Son obésité est alors une application inconsciente de la loi d'attraction universelle, traduisant ce qu'elle aurait rêvé de mettre en place dans sa vie sans y parvenir : « Je veux le retenir près de moi. »

À chacune de ses histoires d'amour, sa peur qu'il arrive quelque chose à l'autre ou son stress de voir partir l'autre brutalement (même de le voir mourir) est ravivé. Ce stress la maintient dans son obésité sans qu'elle réussisse à maigrir durablement malgré ses nombreux régimes.

Ressentis stressants ou mémoires possibles à chercher dans notre vie ou dans notre généalogie :

- « Je te sens loin de moi. »
- « J'ai la sensation que tu t'éloignes de moi. »
- « Je veux te retenir près de moi (amour, travail, etc.). »
- « J'ai peur que tu me quittes, que tu t'éloignes de moi. »
- Mémoire de séparation subie sans savoir comment retenir l'autre ou le rapprocher de nous.
- Une mort subite, une séparation brutale, un deuil non fait (amour, enfant, parent, etc.).
- Un enfant fait pour consolider un couple OU pour empêcher quelqu'un de partir (c'est alors le stress de celui qui veut retenir l'autre).
- Qui a voulu retenir quelqu'un ?

- Mémoire d'éloignement dramatique (par exemple, une personne voyant partir un être qu'elle aime pour la guerre ou pour un autre pays sans retour de celui-ci).
- Mémoire d'une personne aimée allant voir ailleurs.
- Mémoire d'une personne aimée ne nous choisissant pas.
- Mémoire d'abandon (enfant, conjoint, etc.).

Quelques leçons possibles dans notre vie ou dans certaines parties de notre vie:

D'après cette équation, si nous diminuons la distance ou la force d'attraction, alors la masse diminue, donc le poids. De cette manière, pour maigrir, il faudrait :

- Apprendre à retrouver le contact avec ce qui est important pour nous dans notre vie (besoins, désirs, activités, certaines personnes, etc.).
- Apprendre à garder près de nous et à nous occuper des gens que nous aimons, mais sans les limiter ou les « étouffer ».
- Apprendre à nous occuper aussi de ce que nous aimons, souhaitons.
- Apprendre à parfois laisser plus de liberté à l'autre.
- Apprendre à parfois prendre en compte davantage ce que l'autre souhaite sans pour autant nous soumettre systématiquement à sa volonté.

Le poids et le contrôle

D'après l'équation de la loi d'attraction universelle, plus notre masse augmente, plus notre force d'attraction augmente. Et plus celle-ci est importante, moins il est facile de nous en extraire.

La prise de poids peut donc traduire le stress lié à la peur de perdre le contrôle dans notre vie ou dans celle de quelqu'un en particulier. Elle peut exprimer le besoin de garder le contrôle ou de tout contrôler dans notre propre existence, mais aussi dans celle de l'autre afin qu'il soit en sécurité ou qu'il reste près de nous et ne nous quitte pas.

Dans ce sens, la prise de poids peut traduire une forme d'inquiétude pour l'autre, une forme de peur qu'il arrive quelque chose à l'autre, associée au sentiment que celui-ci peut refuser le soutien proposé.

Cas de Madame D souffrant d'obésité

Tout a commencé après la naissance de l'enfant de Madame D. Au début, ce n'était qu'une simple prise de poids et celle-ci s'est accrue jusqu'à ce que Madame D devienne obèse à partir du départ de son enfant.

Dans sa mémoire généalogique, sa grand-mère a vécu le drame de perdre l'un de ses enfants. Il avait été confié à des amis pour des vacances et, alors qu'il jouait, un accident lui a coûté la vie. Cette grand-mère transmet alors, inconsciemment, à sa descendance son désarroi :

- « Pourquoi l'ai-je laissé partir loin de moi ? »
- « Quand ce n'est pas moi qui contrôle la vie de mon enfant, il meurt. »

L'obésité de Madame D vient alors raconter et résoudre le drame de sa grand-mère :

- « J'ai peur que tu t'éloignes de moi. »
- « Je veux te garder près de moi pour te garder en vie. »
- « Je dois tout contrôler dans ta vie pour que tu sois en sécurité. »

De son propre aveu, Madame D est omniprésente dans la vie de son enfant et cherche à tout régenter, à tout contrôler dans la vie de celui-ci. Plus l'enfant grandit, plus il devient libre et autonome. Il peut ainsi de plus en plus s'éloigner de Madame D, ce qui ravive chez celle-ci le stress de le perdre, transmis par sa grand-mère.

Madame D prend alors de plus en plus de poids. Ce stress est à son paroxysme lors du départ de son enfant. Elle vit alors le vide de son enfant et devient obèse. Elle cherche inconsciemment, ainsi, à garder son enfant sous son « contrôle » et près d'elle pour lui sauver la vie.

Ressentis stressants ou mémoires possibles à chercher dans notre vie ou dans notre généalogie :

- « Je veux que l'autre me tourne autour. »
- « Je veux être le centre de la vie de l'autre. »
- « J'aimerais contrôler la vie de l'autre pour le protéger. »
- « J'aimerais contrôler la vie de l'autre pour le garder près de moi. »
- « J'aimerais garder l'autre sous mon emprise. »
- « J'aimerais avoir de l'influence dans la vie de l'autre. »
- Mémoire de perte de contrôle ayant entraîné la mort ou un drame (par exemple, un accident de voiture).
- Le drame d'un enfant ayant la sensation que ses parents sont plus tournés vers un autre enfant.

Quelques leçons possibles dans notre vie ou dans certaines parties de notre vie :

- Apprendre à reprendre le contrôle de notre vie ou d'une partie de notre vie et à nous recentrer sur l'essentiel en faisant attention à ne pas chercher à toujours contrôler celle de l'autre.
- Apprendre à donner le meilleur de nous sans nous demander la perfection dans tout ce que nous faisons et faire attention à ne pas toujours demander à l'autre la perfection.
- Apprendre à accepter l'erreur chez nous comme chez l'autre.
- Apprendre à ne pas toujours tout faire, à sortir ne serait-ce qu'un moment de tous les « devoirs » et de toutes les nécessités du quotidien, pour nous offrir un temps pour nous, nos projets ou nos besoins.
- Apprendre à parfois laisser faire l'autre et à ne pas toujours tout faire ou tout décider à sa place pour ainsi nous centrer plus sur notre propre vie et nos besoins. Cela ne signifie pas de négliger la vie de l'autre, mais juste de ne pas nous oublier et de le laisser faire son expérience.
- Apprendre à parfois laisser le contrôle à l'autre, à parfois lui laisser plus de liberté et à ne pas trop le couver.

Le poids et la deuxième loi de Newton

L'équation de la deuxième loi de Newton est la suivante :

$$\mathbf{F = m \times a} \qquad \text{donc} \qquad \mathbf{a = \frac{F}{m}}$$

F : force (comme une poussée exercée par une personne, un moteur, etc.)
m : masse
a : accélération (une augmentation de vitesse)

D'après cette équation, l'augmentation de notre masse diminue l'accélération. C'est alors comme si, en prenant du poids, nous cherchions à garder notre vitesse constante ou à rester immobiles. La prise de poids peut donc être assimilée à un frein au mouvement qui mène à la mort ou à l'enfermement, à un ralentissement du temps pour pouvoir vivre dans le futur ou bien par peur de vivre le futur. Ce ralentissement du temps peut également être vécu comme un désir de pouvoir profiter plus longtemps de quelqu'un.

Qui est parti trop tôt ? Quelle situation aurait-on voulu vivre plus longtemps ?

Une différence importante entre la personne qui prend du poids et celle qui en perd se situe à ce niveau. Les deux personnes sont soumises à un même stress. La personne qui grossit, devant ce stress, ne peut inconsciemment ni bouger ni partir et doit rester sur place ou sur la même ligne de conduite, tandis que celle qui perd du poids a l'ordre inconscient de partir ou de s'enfuir.

Par exemple, lors d'une déportation, nous pouvons chercher à ralentir le mouvement, car nous ne voulons pas aller là où l'on nous emmène (programme d'une prise de poids).

Par contre, une fois enfermés ou une fois pris, nous pouvons aussi vouloir fuir notre geôle et nous échapper (programme d'une perte de poids).

Pour les personnes prenant du poids, les questions sont alors les suivantes : « Qui a dû partir, rêvant de rester ? Qui a été forcé de partir ou d'aller quelque part où il ne voulait pas ? Qui est mort à cause d'un déplacement ? Qui a vécu un drame parce qu'il s'est enfui ? »

Nous pouvons également lire la prise de poids comme le sentiment d'être dans l'immobilisme, de ne pas bouger, de ne rien faire ou de ne rien décider dans un projet ou dans une partie de notre vie alors que nous savons que cela serait bon pour nous. Cela peut aussi marquer un désir de freiner l'autre, de l'empêcher de s'éloigner ou de faire quelque chose : « Dans quelle partie de ma vie suis-je dans l'immobilisme (couple, amour, travail, projet, etc.) ? »

Ressentis stressants ou mémoires possibles à chercher dans notre vie ou dans notre généalogie :

- « Je dois supprimer l'accélération. »
- L'équation accélération = danger.
- Une histoire avec un accident.
- L'équation : mouvement = danger.
- L'équation : ne pas bouger = vie.
- Une personne morte en s'évadant.
- Une déportation.
- « Ça va trop vite. »
- Devoir ou vouloir être dans une résistance passive.
- « Je veux pouvoir freiner l'autre, l'empêcher de me faire aller là où je ne veux pas aller ou de me faire faire ce que je ne veux pas faire. »
- Un enfant fait trop rapidement.
- « J'aurais voulu que ça dure plus longtemps. »
- Une mort prématurée.
- Une séparation que nous voulons empêcher.
- « J'aimerais un peu plus de stabilité dans ma vie. »
- Sentiment d'immobilisme dans un projet ou dans une partie de notre vie.
- Un changement ayant fait mal (par exemple, de multiples déménagements).
- Lien avec les hypothyroïdies et aussi les diabètes de type 2.

Quelques leçons possibles dans notre vie ou dans certaines parties de notre vie :

Nous pouvons déduire de cette équation que m = F/a. Ainsi, en remettant du mouvement, en augmentant l'accélération, la masse diminue. Nous pouvons donc :

- Apprendre à prendre tous les jours un temps pour nous et nos besoins et où nous mettons le reste de côté.
- Apprendre à prendre un temps pour nous afin d'aller chercher en nous ce que nous souhaitons et ce dont nous avons besoin en ce moment.
- Apprendre à faire le point pour ensuite sortir de l'immobilisme et mettre ou remettre du mouvement dans la partie importante de notre vie que nous avons négligée.
- Apprendre à arrêter de toujours tout faire, sauf ce qui nous tient à cœur en ce moment.
- Apprendre à laisser aller et à laisser faire pour nous recentrer et mettre du mouvement dans ce que nous souhaitons ou dans ce dont nous avons besoin pour nous donner de l'énergie. Nous apprenons ainsi à nous donner nous-mêmes de l'énergie en faisant aussi des choses pour nous au lieu de toujours en perdre en faisant des choses pouvant être nécessaires, mais que nous pouvons ressentir comme des corvées. Nous apprenons donc à nous donner de l'énergie pour ne plus avoir besoin de la stocker dans notre corps sous forme de graisse. Nous devons également faire attention à ne pas négliger pour autant de faire aussi ce que nous devons faire.
- Apprendre à ralentir, à nous reposer.
- Apprendre à laisser aller et à laisser faire.
- Apprendre à nous lancer, à commencer et à faire ce qui nous tient à cœur.

Le poids et l'équation de la pression

L'équation physique de la pression est la suivante :

$$P = \frac{F}{S}$$

P : pression
F : force
S : surface

Plus une force s'exerce sur une surface de contact petite et plus la pression est importante.

Quand nous grossissons, notre poids augmente, tout comme notre volume, donc notre surface de contact.

Une prise de poids traduit le sentiment d'être oppressés par quelqu'un ou par quelque chose, dans notre vie ou dans une partie de notre vie.

La graisse ou le muscle, en augmentant notre surface de contact lors d'une prise de poids, permettent inconsciemment d'enlever la pression que nous ressentons dans notre vie en plaçant une barrière entre nous et le monde extérieur.

La prise de poids peut donc être la traduction d'un sentiment de vivre sous pression.

« Si je ne fais pas cela ou si je n'arrive pas à faire cela, je suis en danger. D'où vient ou d'où est venue la pression dans ma vie (travail, famille, conjoint, argent, institutions, etc.) ? »

Cas de Madame B

Madame B travaille et a des revenus corrects, mais, sans comprendre vraiment pourquoi, elle se retrouve toujours en négatif sur son compte, à la fin du mois. Cette situation, bien que gênante, n'est, au début, pas un problème plus important que cela à ses yeux, puisqu'elle n'a qu'elle à assumer.

Elle se marie et, là encore, malgré les revenus de son conjoint, elle se retrouve avec des problématiques d'argent.

Les années passent. Elle a maintenant plusieurs enfants et ses comptes sont de plus en plus bas. Elle devient interdit bancaire[2] et doit payer des intérêts énormes à la banque pour pouvoir récupérer ses cartes et ses droits.

Elle prend de plus en plus de poids. Incertaine de pouvoir assurer le futur et les besoins vitaux de ses enfants, elle a en plus la pression de la banque qui lui enjoint de payer ses dettes au plus tôt sous peine de saisir ses biens.

Elle est dans l'impossibilité de partir ou de bouger à cause de ses enfants. Elle traduit donc en grossissant le besoin d'alléger la pression des banques qu'elle subit au quotidien en plus de celle de ne pas pouvoir offrir à ses enfants tout ce qu'elle souhaiterait (voir chapitre « Surpoids et aspect physiologique de la graisse »).

Ressentis stressants ou mémoires possibles à chercher dans notre vie ou dans notre généalogie :

- « Je me sens sous pression (amour, travail, famille, argent, etc.) »
- « Je me sens oppressé. »
- Un chantage (travail, relation, etc.).
- Un chantage affectif.
- Mémoire d'une personne forcée à faire quelque chose qu'elle ne voulait pas et qui a provoqué un drame (travail, mariage, etc.).

Une leçon possible dans notre vie ou dans certaines parties de notre vie :

- Apprendre et trouver un moyen pour faire baisser et diminuer la pression dans cette partie de notre vie en donnant plus de place à quelque chose qui nous touche.

---

2. (En France) Personne privée du droit d'émettre des chèques pendant un an pour avoir émis un chèque sans provision et ne pas avoir régularisé dans les délais prévus par la lettre d'injonction (OQLF).

Sous-poids et formules physiques

Le poids de la liberté

Loi d'attraction universelle

L'équation de la loi d'attraction universelle est la suivante :

$$F = \frac{g \times m1 \times m2}{d(1\text{-}2)^2}$$

F : force d'attraction
g : gravité
m : masse
d : distance

En étant en sous-poids ou en maigrissant, c'est comme si nous cherchions à faire tendre notre masse vers 0. Plus la masse tend vers 0, moins la force d'attraction est grande.

Si la masse m1 ou m2 = 0, alors la force d'attraction F = 0.

L'équation de la loi d'attraction universelle, transposée au sous-poids ou à la perte de poids, peut donc traduire un désir de ne pas attirer l'autre à nous ou bien une crainte de le faire.

Nous pouvons alors avoir peur de séduire et vivre l'autre comme un danger pour nous ou avoir peur d'être, nous-mêmes, un danger pour lui.

Y a-t-il des personnes qui ont vécu la peur d'être repérées ? Y a-t-il des personnes qui ont eu à craindre le monde extérieur ? Une personne a-t-elle regretté d'avoir séduit quelqu'un ?

Contrairement à la prise de poids qui nous parle de contrôler l'autre, la perte de poids peut traduire, grâce à cette équation, le désir d'échapper au contrôle, à l'emprise ou à l'influence de quelqu'un, dans notre vie ou dans une partie de celle-ci. Paradoxalement, maigrir peut donc exprimer une forme de contrôle dans notre vie par peur d'être sous celui de quelqu'un d'autre.

Cela peut aussi exprimer une dualité, la peur d'être aux commandes tout en ayant des difficultés à nous soumettre à une autorité quelconque.

Au fond, si la prise de poids traduit le sentiment (ou la peur) d'être délaissés et raconte un désir de retenir ou de rapprocher l'autre de nous, maigrir vient au contraire traduire un désir de partir, de nous éloigner ou, simplement, un désir d'avoir plus de liberté dans une partie de notre vie.

Il est d'ailleurs fréquent de voir des couples dans lesquels l'un sera plutôt « gros », pendant que l'autre sera plutôt « maigre ». Ainsi, l'un exprime sa crainte, plus ou moins consciente, de voir s'éloigner l'autre, associée au désir de le garder près de lui, tandis que l'autre exprime, dans son corps, sa peur d'être enfermé, associée au désir d'échapper à l'emprise de l'autre ou d'avoir plus de liberté, sans forcément oser l'exprimer.

Cela nous amène à nous interroger sur les couples de notre généalogie et, notamment, sur le couple parental :

- *Pour une personne grosse : « Qui voulait retenir l'autre ? »*
- *Pour une personne maigre : « Qui voulait partir ou reprendre sa liberté ? »*

Cas d'une sœur et d'un frère

La sœur souffre d'être trop grosse pendant que le frère souffre d'être trop maigre. Leurs parents sont encore jeunes quand ils se mettent ensemble. Au début, ils sont amoureux l'un de l'autre, mais la passion s'essouffle vite. Le père a plus envie de se tourner vers ses autres passions que vers sa femme et devient, ainsi, de plus en plus absent de la maison. De son côté, la mère ne sait plus comment faire pour garder son homme près d'elle et pour faire en sorte qu'il s'occupe un peu plus d'elle. Leur premier enfant est une fille. Elle est en lien alors avec le stress de sa mère :

- « Je veux attirer et garder mon homme près de moi. Je veux être l'objet de son attention. »

Cette jeune fille aura alors tendance à prendre du poids, résolvant inconsciemment le stress de sa mère.

Quelque temps après, la situation n'a guère évolué et l'homme est de moins en moins présent. Leur deuxième enfant arrive. C'est un garçon. Il est en vibration avec le stress de son père :

- « Je voudrais être plus libre pour faire et réaliser mes passions. »

Ce jeune homme aura alors tendance à maigrir, résolvant inconsciemment le stress de son père.

Ressentis stressants ou mémoires possibles à chercher dans notre vie ou dans notre généalogie :

- « Je veux me libérer de l'autre, reprendre ma liberté, avoir plus de liberté. »
- « Je veux échapper au contrôle, à l'emprise que l'autre a sur moi. »
- « Je veux garder ma liberté, j'ai peur d'être enfermé. »
- « Je veux m'éloigner de l'autre, prendre mes distances. »
- Un lien toxique dont la personne a voulu se libérer (drogue, amour, travail, famille, ami, etc.).
- Peur de séduire.
- L'équation : attirer l'autre = danger, drame.
- « Je dois être seul pour survivre, car l'autre est un danger. »
- Mémoire d'une personne s'étant sentie enfermée.
- Mémoire d'un rebelle dans la tonalité d'« il faut échapper au contrôle de l'autre ».
- Mémoire d'un prisonnier.
- « J'ai peur d'être numéro 1, mais je refuse de me soumettre à l'autorité de l'autre. »
- Un enfant fait pour consolider le couple, mais prenant la mémoire de celui qui veut partir.
- Mémoire d'une personne ayant souhaité ou ayant abandonné couple, enfant ou famille.
- Chercher qui a voulu partir.

- Une peur de faire du mal à l'autre. Alors, il vaut mieux nous éloigner.
- Mémoire de culpabilité d'avoir tué ou fait du mal à quelqu'un.
- Mémoire de culpabilité d'avoir influencé négativement quelqu'un.
- Mémoire de culpabilité d'avoir fait du mal à l'autre par l'une de nos actions.

Quelques leçons possibles dans notre vie ou dans certaines parties de notre vie :

- Apprendre à vivre notre liberté, mais à ne pas toujours nous rebeller ou être en opposition avec l'autre ou le système pour cela.
- Apprendre à vivre notre liberté sans pour autant priver l'autre de la sienne.
- Apprendre à vivre notre liberté sans supprimer l'autre de notre vie pour cela.
- Apprendre à ne pas systématiquement remettre en cause l'autorité, les règles ou ce qui est établi pour vivre notre liberté et faire ce qui nous plaît.
- Apprendre à ne pas toujours vivre pour l'autre sans pour autant le négliger.
- Apprendre à ne pas toujours tout lâcher brutalement pour réaliser ce qui nous plaît.
- Apprendre à vivre ce qui nous tient à cœur sans nous laisser contrôler par cela (loisir, amour, famille, professeur, etc.).
- Apprendre à ne pas toujours chercher à tout contrôler dans notre vie.
- Apprendre à oser agir, quitte à nous tromper et à faire des erreurs.
- Apprendre à accepter de nous tromper.

Le poids et la vitesse

Le poids et la deuxième loi de Newton

Revoici l'équation de la deuxième loi de Newton :

$$\mathbf{F = m \times a} \qquad \text{donc} \qquad \mathbf{a = \frac{F}{m}}$$

F : force (comme une poussée exercée par une personne, un moteur, etc.)
m : masse
a : accélération (une augmentation de vitesse)

L'équation de la deuxième loi de Newton lie la diminution de notre masse à une augmentation de l'accélération. Ça peut donc être la traduction d'une obligation inconsciente d'augmenter notre vitesse. Il y a de ce fait un besoin d'accélérer le temps, d'agir plus vite ou de partir plus vite. Nous pouvons donc être clairement dans un stress de fuite par peur qu'il n'y ait pas de futur ou dans un stress de course ou de poursuite pour attraper plus vite notre futur. Nous sommes alors dans le schéma suivant : le bonheur est plus tard ou ailleurs.

Le sous-poids exprime de cette manière une forme d'impatience et un besoin d'aller plus vite pour échapper au danger ou nous en protéger. En cherchant à augmenter notre vitesse, nous pouvons aussi être dans un stress lié à un besoin d'attraper ou de rattraper quelqu'un ou quelque chose d'important pour nous. C'est alors un moyen d'augmenter notre puissance.

La perte ou la prise de poids sont deux réactions différentes à un même stress. Les gens prenant du poids sont alors porteurs de l'ordre inconscient, quant à ce stress, de ne pas bouger, de ne pas agir et de rester là où ils sont. Ceux qui en perdent sont porteurs de l'ordre inconscient, quant à ce stress, de bouger, de partir, de fuir ou de reprendre leur puissance.

Qui a fui ? Qui est parti ? Qui a été forcé de rester quelque part tout en rêvant de partir (d'une union, d'un pays, d'un travail, etc.) ?

Cas de Madame I

Madame I est mariée à un homme violent. Il la bat. La première fois, comme les suivantes, elle se dit qu'elle l'a mérité et que c'est sa faute (comme malheureusement souvent dans ce genre d'histoires). Il est jaloux et cherche à contrôler sa vie en la battant pour qu'elle fasse ce qu'il veut ou pour la punir de ne pas l'avoir fait.

Chaque fois, il s'excuse et jure de ne jamais recommencer. Elle veut croire ses excuses, elle veut croire que c'est la dernière fois qu'il le fera. Ses espoirs sont toujours déçus. Le temps passe et elle se rend compte que ce n'est pas normal. Elle voudrait fuir, mais chaque fois qu'elle tente de se séparer, il la menace physiquement. Ils ont des enfants ensemble, et il va même jusqu'à la menacer de les lui prendre.

Madame I, par sa perte de poids, vient traduire son désir de fuir, d'échapper à l'emprise et au contrôle que son mari a sur elle et ses enfants.

Elle a deux enfants avec lui. La fille est toute menue, voire maigre, exprimant ainsi le désir de sa mère de fuir et de se libérer de son mari. Le garçon, lui, est gros. Bien qu'il soit doux avec les femmes, il exprime, par son poids, le désir de son père de tout contrôler et de garder sa femme et ses enfants près de lui.

Ressentis stressants ou mémoires possibles à chercher dans notre vie ou dans notre généalogie :

- L'équation : immobilisme = danger.
- « Il faut que je me dépêche de vivre. »
- Une mort en prison.
- « Je dois être capable de me déplacer facilement pour vivre. »
- « Je suis forcé d'être là où je ne veux pas. »
- Mémoire de fuite, d'évasion, etc.
- Un drame lié à la conception tardive ou à une conception prenant du temps.
- « Je manque de vitesse pour attraper ce qui est important dans ma vie. »
- « Je ne suis pas arrivé à temps. »
- Un mauvais *timing* amenant un drame.
- Le bonheur est ailleurs ou plus tard.
- Lien avec la thyroïde, notamment les hyperthyroïdies.

Quelques leçons possibles dans notre vie ou dans certaines parties de notre vie :

- Apprendre à être réactifs et à agir tout de suite, au lieu d'attendre le dernier moment.
- Apprendre à ne pas toujours remettre au lendemain les corvées ou contraintes liées à ce qui est important pour nous ou à nos plaisirs.
- Par contre, faire attention à ne pas confondre vitesse et précipitation.
- Apprendre à ne pas toujours fuir, apprendre à aller au bout des choses tout en faisant attention à ne pas rester forcément dans les situations qui nous font mal ou qui ne nous conviennent pas.
- Apprendre à être parfois plus constants et à ne pas toujours changer de direction ou d'avis.
- Apprendre à aller au bout de ce que nous avons commencé.
- Apprendre à ne pas régler les problèmes ou les écueils de la vie par la fuite ou en les mettant de côté en disant : « Je le ferai demain ou plus tard. »
- Apprendre à nous discipliner.
- Faire attention aux fuites en avant. Apprendre à nous poser pour faire face à nos problèmes et les régler ou pour faire face à ce qui ne va pas dans notre vie ou dans une partie de notre vie.

Équation de la pression

Revoici l'équation physique de la pression :

$$P = \frac{F}{S}$$

P : pression
F : force
S : surface

L'équation physique de la pression peut traduire chez la personne perdant du poids ou chez la personne maigre un besoin d'être sous pression pour avancer, comme s'il fallait être sous pression pour vivre ou pour agir.

Qui a gâché un talent en n'agissant pas ? Qui a été poussé pour réussir ?

Ressentis stressants ou mémoires possibles à chercher dans notre vie ou dans notre généalogie :

- Un accouchement provoqué.
- Un échec par manque de pression.
- Un élément forçant deux personnes à s'unir.
- Une pression positive.

Quelques leçons possibles dans notre vie ou dans certaines parties de notre vie:

- Apprendre à nous discipliner dans les domaines importants de notre vie.
- Apprendre à parfois nous « mettre la pression » nous-mêmes sans attendre que l'autre nous la mette ou sans attendre le dernier moment quand il s'agit de choses importantes.

Surpoids et aspect physiologique de la graisse

La variation de notre poids résulte, le plus souvent, d'une prise ou d'une perte de graisse.

Dans notre corps, la prise de poids se traduit par un engorgement et une multiplication des cellules graisseuses appelées « adipocytes ».

Il existe différents types d'adipocytes, notamment des blancs, des bruns et des adipocytes médullaires (qui sont les derniers à fondre lors de jeûnes prolongés).

Comprendre à quoi sert notre graisse nous permettra de comprendre les ressentis, dans notre vie ou dans nos mémoires, pouvant entraîner une modification de notre poids.

Fonctions des adipocytes

Adipocyte blanc :

- Sert pour la synthèse et le stockage des graisses.
- Est un réservoir d'énergie.
- Sécrète la leptine qui informe le cerveau sur le taux de remplissage de nos réserves énergétiques.
- Protège et soutient certaines parties du corps.
- Sert à éviter les frottements.
- Sécrète diverses hormones comme la prostaglandine, les œstrogènes, etc.

Adipocyte brun + adipocyte blanc :

- Servent à la thermorégulation ainsi qu'à l'isolation thermique par la chaleur.

Adipocyte médullaire :

- Inhibe la production des cellules sanguines.

La graisse comme réserve d'énergie

Le poids et l'argent

L'engorgement et la multiplication des cellules graisseuses sont le mode qu'a trouvé le corps pour engranger et avoir des réserves utilisables en cas de nécessité future.

Ainsi, la prise de poids viendra révéler une problématique liée au temps, soit la **peur du futur**.

Dans la nature, le congélateur n'existe pas. Il est donc difficile de faire des réserves pour un futur lointain. L'apparition du mode de vie sédentaire provoque un changement de comportement. L'homme, par l'agriculture, va, encore plus qu'avant, travailler dans un présent pour profiter du fruit de son travail plus tard. Pour sortir de la peur du futur, il a donc commencé à faire des réserves de grains, d'animaux, d'argent, etc.

En attendant le résultat de son labeur, l'homme a appris à faire des réserves pour assurer ses besoins présents en cas de disette ou, à l'instar des animaux qui hibernent, pour assurer ses besoins futurs.

La prise de poids est la solution à un stress de manque. Nous exprimons, par elle, une peur de « manquer », de ne pas pouvoir répondre à nos propres besoins ou à ceux des nôtres dans le futur. C'est la traduction d'un désir intense de prévoir pour pouvoir assurer notre avenir ainsi que celui de ceux que nous aimons.

Cette fonction de la graisse offre un autre point de vue sur les femmes et les hommes qui prennent du poids lors d'une grossesse ou à la suite de l'arrivée d'un enfant. En effet, l'arrivée d'un enfant change la donne. Nous n'avons plus seulement à assurer notre futur, mais aussi celui de l'enfant et de la famille.

Suivant nos mémoires familiales, nos croyances ainsi que nos stress, le doute de pouvoir subvenir au futur des enfants et la peur de ne pas être capables de répondre comme il faut à leurs besoins ainsi qu'aux nôtres peuvent alors apparaître.

La prise de poids traduit ainsi le stress de ne pas être à la hauteur et donc la peur de ne pas être un bon parent pour son enfant.

Cas de Monsieur V

Monsieur V grossit subitement au moment de la grossesse de sa femme. Dans sa mémoire familiale, un revers de fortune a mené ses grands-parents à la faillite. Dans la pauvreté, ils ne pouvaient alors plus assurer la subsistance de tous leurs enfants et se sont vus dans l'obligation d'en confier un à de la famille éloignée.

Les grands-parents de Monsieur V transmettent ainsi leur drame de ne pas avoir réussi à subvenir aux besoins de tous leurs enfants avec le sentiment associé de ne pas être de bons parents.

Quand la femme de Monsieur V tombe enceinte, cette mémoire familiale est inconsciemment activée chez lui. Et, bien qu'il soit financièrement stable et à l'aise, cette situation réveille le stress inconscient des grands-parents de ne pas pouvoir subvenir aux besoins de son enfant et de ne pas pouvoir lui assurer un avenir correct. Cela déclenche, chez Monsieur V, sa prise de poids.

Ressentis stressants ou mémoires possibles à chercher dans notre vie ou dans notre généalogie :

- La peur du futur.
- Un drame en lien avec la conséquence néfaste d'une action ou d'une décision.
- « J'ai peur de ne pas pouvoir subvenir, répondre à tous mes besoins ET/OU à ceux de mes enfants ET/OU à ceux des miens. »
- La peur de ne pas pouvoir assurer notre avenir OU celui de nos enfants OU celui des nôtres.
- « J'ai peur pour le futur de mon enfant. »
- « On n'a pas répondu à mes besoins. » (*A maxima*, mémoire d'abandon.)

- L'insécurité matérielle.
- « J'aimerais pouvoir ne dépendre de personne. »
- La pauvreté.
- Le manque d'argent, de nourriture.
- Des problématiques d'économie, de retraite, de pension, d'assurance, d'épargne.
- Lien avec le foie.

Quelques leçons possibles dans notre vie ou dans certaines parties de notre vie :

- Apprendre à écouter et à répondre aux besoins qui sont liés à la concrétisation de nos projets d'avenir.
- Apprendre à donner de la valeur à ce que nous faisons, à ce que nous pensons, à ce que nous créons.
- Apprendre à ne pas toujours chercher à avoir toutes les clés et à ne pas toujours chercher à accumuler sans fin de l'argent, des connaissances, des idées pour commencer à réaliser ce que nous souhaitons.
- Apprendre à ne pas toujours attendre que tout soit parfait pour concrétiser ce qui est important pour nous.
- Apprendre à concrétiser et à structurer ce que nous avons planifié pour nous sans chercher à forcément le rendre parfait.
- Apprendre à répondre aux besoins de l'autre sans lui imposer ce que nous pensons être bon pour lui.
- Apprendre à ne pas chercher à toujours tout faire pour l'autre ou à sa place, apprendre à le laisser faire pour nous laisser du temps pour nous sans pour autant négliger l'autre.
- Apprendre à mettre dans notre vie une source d'énergie pour nous ressourcer en cas de besoin. Apprendre à avoir un exutoire, une activité ou un temps qui nous permet de nous ressourcer ou de nous défouler. Nous apprenons ainsi à nous donner à nous-mêmes de l'énergie en faisant aussi des choses pour nous au lieu de toujours en dépenser en faisant des choses pour les autres ou en faisant des

choses pouvant être nécessaires, mais que nous pouvons ressentir comme des corvées ou des devoirs. Nous apprenons aussi à nous donner de l'énergie pour ne plus avoir besoin de la stocker dans notre corps sous forme de graisse, à avoir une source d'énergie pour ainsi pouvoir donner plus et vraiment aux gens qui comptent pour nous. Nous devons faire attention à ne pas négliger pour autant de faire aussi ce que nous devons faire.

La graisse comme producteur de leptine

Le poids et le couple

La leptine est produite par la graisse. Plus nous avons de graisse, plus nous sécrétons de la leptine.

La leptine informe notre cerveau sur le taux de remplissage de nos réserves énergétiques.

Elle provoque la sensation de satiété et l'augmentation des dépenses énergétiques en libérant, notamment, de la chaleur. Elle permet, ainsi, un contrôle et une régulation de notre masse corporelle.

La leptine a aussi une action sur la maturation sexuelle ainsi qu'un rôle important dans la reproduction (stimule la LH[3] qui permet l'ovulation, régule la sécrétion de prolactine).

Dans la nature, c'est-à-dire dans nos mémoires archaïques, l'une des conditions essentielles pour pouvoir faire un enfant est d'avoir des réserves énergétiques suffisantes pour assurer la grossesse et l'allaitement en cas de disette. Quand les réserves sont insuffisantes, la reproduction peut être compromise, voire stoppée.

La graisse, en ses qualités de réservoir énergétique de notre corps et de producteur de leptine (qui, comme nous l'avons vu, favorise la maturation sexuelle et la reproduction), peut nous présenter la prise de poids comme un « certificat d'aptitude » à nous reproduire et donc à être parents. Grossir peut ainsi être révélateur d'une peur de ne pas être prêts pour faire un enfant ou de ne pas nous en sentir capables.

En augmentant les réserves énergétiques et la production de leptine, une prise de poids peut exprimer aussi un désir de montrer à l'autre que

3. Hormone lutéinisante.

nous sommes adultes, responsables et, pourquoi pas, capables d'assurer l'avenir d'un petit.

Grossir est, alors, un cri à l'être aimé pour qu'il nous choisisse ou pour qu'il nous revienne.

En plus du désir de séduire l'autre trouvé à travers les lois de la physique, la leptine rajoute un désir de lui prouver que nous sommes la personne la plus digne pour faire un couple, un enfant ou pour fonder un foyer.

C'est comme si nous affichions, par une prise de poids, notre label de qualité avec un tampon « Bon pour le mariage ».

Ressentis stressants ou mémoires possibles à chercher dans notre vie ou dans notre généalogie :

- L'insatisfaction.
- Un désir ayant entraîné un drame.
- « Je veux montrer que je suis digne d'être numéro 1 dans ta vie OU pour ce travail. »
- « J'aimerais montrer que je mérite d'être choisi, que je suis mieux que l'autre (en amour, au travail, etc.). »
- Une peur que l'autre aille voir ailleurs.
- Mémoire de quelqu'un ayant souffert de ne pas avoir été choisi.
- Mémoire de quelqu'un ayant vécu le drame d'être quitté pour une autre personne.
- « J'ai peur de ne pas être capable de mener un projet à son terme. »
- Une peur de ne pas être à la hauteur, de décevoir les espoirs placés en nous.
- « Je ne me sens pas prêt pour faire l'enfant, alors que j'en ai le désir. »
- Une peur de faire un enfant par crainte de ne pas être à la hauteur.
- « J'ai peur de ne pas être capable d'être un bon parent. »

- « Je veux prouver à l'autre et à moi-même que je suis à la hauteur. »
- « Je veux prouver à l'autre et à moi-même que je peux mener un projet jusqu'au bout. »
- « Je dois montrer à l'autre que je suis apte à faire un enfant. »
- Mémoire de difficultés à faire un enfant, de fausses couches, de stérilité.
- Mémoire d'une personne ayant fait un enfant très tard.

Quelques leçons possibles dans notre vie ou dans certaines parties de notre vie :

- Apprendre à faire le point, à faire l'inventaire de ce que nous avons en nous et dans notre vie pour agir et réaliser ce qui nous tient à cœur avec ce que nous avons (**Attention!** Cela ne signifie pas que nous ne devons pas chercher à apprendre plus ou à avoir plus de moyens pour réaliser nos projets, mais que cette recherche n'empêche pas le commencement de la concrétisation de nos projets).
- Apprendre à faire avec ce que nous avons sans attendre d'avoir forcément plus ou d'avoir tout.
- Apprendre à aller dans notre créativité et à la développer pour réaliser nos projets ou pour apporter du neuf dans notre vie.
- Apprendre à oser commencer de nouvelles choses.
- Apprendre à faire des projets avec l'autre en faisant attention à ne pas les lui imposer ou en faisant attention à ne pas nous soumettre toujours à tous ses désirs.
- Apprendre à faire avec l'autre, sur un plan d'égalité.
- Apprendre à reconnaître la complémentarité de l'autre et à l'accepter sans chercher à faire en sorte qu'il pense comme nous ou qu'il fasse comme nous.
- Apprendre à reconnaître ce que l'autre apporte tout en reconnaissant ce que nous apportons à l'autre afin de ne pas le mettre en dette ou de ne pas nous sentir en dette par rapport à lui, même si ce que chacun apporte est dans un domaine différent ou une énergie diffé-

rente, pour ainsi vivre l'égalité avec l'autre.

- Trouver un moyen pour toucher et développer notre créativité.
- Apprendre à sortir d'une forme de conservatisme, de routine.
- Apprendre à aller vers des choses nouvelles pour nous, à sortir des sentiers battus.
- Apprendre à créer des moments qui sortent de l'ordinaire.
- Apprendre à oser vivre l'extraordinaire et l'imprévu.
- Apprendre à accepter l'échec et à oser le vivre.

Le poids des responsabilités

Dans la nature, la capacité à se reproduire est primordiale. Elle permet la pérennité et la survie de l'espèce. Les menstruations feront passer la jeune fille du statut d'enfant à celui de femme (jeune femme).

La leptine, en favorisant la maturation sexuelle chez la femme comme chez l'homme, peut être vue comme l'hormone donnant le feu vert pour sortir de l'enfance et rentrer dans le monde adulte.

La prise de poids traduit ainsi l'obligation inconsciente de devenir adulte. Elle peut également exprimer le stress d'un parent désirant voir son enfant grandir plus vite, mûrir plus vite, pour que l'enfant soit protégé ou parce que le parent a peur de ne pas pouvoir répondre à ses besoins.

Cela vient également éclairer les prises de poids que certaines personnes constatent à la suite de la perte d'un parent. C'est comme si nous avions à ce moment l'ordre et l'obligation de le remplacer ou de devenir adultes pour le clan. C'est alors le stress de devoir prendre en charge les besoins de la famille et de devenir, ainsi, une personne responsable dans le clan.

Cas de Monsieur C

Monsieur C prend énormément de poids après la mort de son père. Il est l'aîné des garçons dans sa famille. Le père mort, c'est à lui que revient la place de « chef de famille ».

Dans cette famille, le grand-père a perdu son propre père alors qu'il n'avait que dix ans. En plus du drame de perdre son père, cette mort apporte un autre stress. En effet, il était le seul pourvoyeur d'argent et sa femme n'a donc plus grand-chose pour vivre et personne pour l'aider. Il devra alors faire, dès dix ans, de petits travaux pour aider sa famille à vivre. Il est, de fait, dans le stress de l'enfant devant grandir plus vite pour aider sa mère et sa fratrie.

Monsieur C reçoit ainsi cette mémoire, et quand son propre père meurt, elle est « activée ». Bien qu'il soit adulte au moment de la mort de son père, celle-ci réveillera, chez Monsieur C, le stress de ne pas l'être suffisamment ainsi que celui de ne pas être capable de répondre aux besoins de son clan.

En plus de son désir de retenir son père près de lui, son surpoids vient, inconsciemment, comme une solution au drame de son grand-père, en apportant, par sa graisse, les réserves d'argent qui avaient fait défaut alors, à lui et à sa famille.

Ressentis stressants ou mémoires possibles à chercher dans notre vie ou dans notre généalogie :

- « Je voudrais grandir plus vite. »
- « Je veux ou je dois devenir adulte, prendre la première place. »
- « Je veux ou je dois être autonome. »
- « Je veux ou je dois montrer que je suis digne d'avoir des responsabilités. »
- « Je veux rendre autonome mon enfant. »
- « Je dois prendre les choses en main. »
- L'équation : être enfant = danger.
- Un enfant ayant dû prendre la place d'un adulte.
- Une mort prématurée d'un parent.
- Un enfant devant travailler très tôt pour aider la famille.
- Mémoire de parents n'ayant pas pu répondre aux besoins de leurs enfants.

Quelques leçons possibles dans notre vie ou dans certaines parties de notre vie :

- Apprendre à prendre 100 % de la responsabilité de nos échecs, de nos erreurs ou de nos fautes. Apprendre à les accepter sans nous sentir pour autant coupables et sans prendre 100 % des responsabilités qui appartiennent à l'autre (100 % responsables = 0 % coupables).
- Faire attention à ne pas toujours chercher la faute ou l'erreur chez l'autre et à ne pas chercher à la lui mettre sous le nez pour atténuer ou justifier la nôtre.
- Apprendre à parfois arrêter de penser devoir prendre la responsabilité de tout ou de tout le monde pour prendre nos responsabilités et oser créer ou vivre ce qui nous tient à cœur et que nous laissons de côté (projet, activité, etc.) sans pour autant nous défausser de nos responsabilités de vie.

Le poids et le sexe

La leptine, par son rôle dans la maturation sexuelle, peut traduire le stress que peuvent avoir certaines personnes, notamment certains jeunes, de coucher avec quelqu'un, le stress de savoir si nous en sommes capables, si c'est le bon moment ou non de le faire.

« Suis-je prêt pour le faire ? Suis-je capable de le faire ? Serais-je capable de satisfaire l'autre ? »

Cas de Mademoiselle A en léger surpoids

Mademoiselle A est adolescente. Dans son groupe d'amis, le sujet principal est le sexe. Chacun raconte à tour de rôle ses expériences sexuelles pendant qu'elle reste dans le silence, n'ayant jamais couché avec un garçon. Elle se sent seule, isolée et différente des autres.

Pour retrouver une place parmi ses amis, elle aimerait, elle aussi, passer à l'acte, mais en plus de la peur de le faire, elle a l'impression de ne pas être attirante pour personne.

Le surpoids vient alors comme la solution à son embarras, cherchant à accélérer inconsciemment sa maturation sexuelle et à montrer qu'elle est séduisante, attirante et digne d'être choisie.

Quelques leçons possibles dans notre vie ou dans certaines parties de notre vie :

- Apprendre à mettre dans la réalité notre créativité.
- Apprendre à protéger notre créativité ou ce que nous créons.
- Apprendre à ne pas chercher à être ou à faire comme tout le monde ou comme l'autre.
- Apprendre à nous différencier et surtout à accepter notre différence en en faisant une force.

Le poids et la mère

La leptine a un rôle de régulateur de la prolactine, cette hormone qui permet la production et la sécrétion de lait. Une variation du poids, dans un sens ou dans un autre, nous parle ainsi d'un désir de réguler notre relation à notre mère.

Ressentis stressants ou mémoires possibles à chercher dans notre vie ou dans notre généalogie :

- Une relation à la mère où nous voudrions la rapprocher de nous ou, au contraire, l'éloigner.
- « Je sacrifie mes désirs pour mon enfant, pour l'autre. »
- Un enfant ayant la sensation que sa mère n'a pas répondu à ses besoins.
- Un enfant ayant la sensation que sa mère n'a pas tout fait pour garder son enfant (mémoire d'abandon).

Une leçon possible dans notre vie ou dans certaines parties de notre vie :

- Apprendre à être une bonne mère pour nous-mêmes.

La graisse comme isolant thermique

Le poids et le froid

La graisse permet de s'isoler du froid. Une autre de ses particularités est d'être hydrophobe. Elle favorise ainsi la flottaison d'un corps en milieu aqueux. De nombreux animaux, comme les baleines, les dauphins et les ours se sont servis de ces propriétés pour se protéger du froid et pour faciliter leurs mouvements dans l'eau.

Qui a vécu un stress lié au froid ? Qui s'est noyé ou a failli se noyer ?

La graisse permet donc de nous isoler des affres du monde extérieur. Elle est comme une barrière que nous hissons entre nous et le monde, une barrière derrière laquelle nous pouvons nous cacher pour ne pas être agressés et derrière laquelle nous pouvons chercher à repousser le monde extérieur. Elle traduit, au fond, un désir de nous isoler, de nous replier sur nous-mêmes et de ne pas nous mélanger à l'autre par peur qu'il ne nous fasse souffrir ou qu'il ne fasse souffrir l'un des nôtres.

Cas de Monsieur P

Monsieur P est en surcharge pondérale importante au ventre. Nous sommes pendant la Seconde Guerre mondiale. Il s'évade de son camp de prisonniers. Après quelques péripéties arrive l'ultime épreuve de son voyage : la traversée du Rhin.

C'est un moment très délicat et surtout très dangereux. En plus d'être une cible facile pour d'éventuels soldats allemands patrouillant par là, son compagnon d'évasion ne sait pas nager et il y a énormément de vase qui peut les aspirer vers le fond.

Trop proche du but pour renoncer, Monsieur P se jette à l'eau, amenant avec lui son compagnon qu'il soutient pour l'empêcher de couler.

En entrant dans l'eau, il est saisi par le froid, ce qui l'empêche de nager. Tétanisés, ils arrivent malgré tout de l'autre côté de la rive. Ils sont libres, mais complètement gelés. Ils pensent alors qu'ils mourront de froid.

La graisse du ventre, qui survient plus tard, représente bien pour Monsieur P une bonne solution inconsciente à tous ses stress du passé, comme bouée de sauvetage pour deux, afin de flotter malgré le froid et la vase, et comme protection contre le froid dans l'eau et sur la rive.

Si son ventre est « gros », ses jambes et ses cuisses sont, elles, très fines. Elles traduisent ainsi le désir qu'il avait de fuir et d'échapper au contrôle de ses geôliers.

Ressentis stressants ou mémoires possibles à chercher dans notre vie ou dans notre généalogie :

- Mémoire où l'eau est dangereuse (noyade ou risque de noyade, par exemple).
- Mémoire où le froid est dangereux, où il a provoqué un drame.
- « Je me sens isolé du monde. »
- « Je dois m'isoler pour me protéger. »
- « Je dois m'isoler pour me protéger de la pression extérieure. »
- « J'aimerais pouvoir vivre en autarcie. »
- « J'aimerais ne pas avoir à aller à la rencontre de l'autre, mais j'aimerais que l'autre vienne à moi. »
- Une personne isolée de son milieu, voire abandonnée.
- Un danger pour rentrer chez nous ou dans notre milieu.
- Un stress d'aller à la rencontre de l'autre.
- Un sentiment d'insécurité.

Quelques leçons possibles dans notre vie ou dans certaines parties de notre vie :

- Apprendre à parfois mettre des limites aux désirs ou aux besoins des autres afin de ne pas nous oublier.
- Apprendre à nous mettre des règles et des cadres pour avancer vers ce que nous estimons important. Faire attention à nous autoriser à les modifier s'ils ne nous sont plus utiles ou s'ils deviennent des freins au lieu d'être des moteurs.
- Apprendre à gérer nos émotions sans les étouffer.
- Apprendre à montrer et à exprimer au fur et à mesure ce que nous ressentons afin d'éviter que nos émotions s'accumulent et finissent par exploser sans que nous puissions les contrôler.

- Apprendre à ne pas toujours chercher à être en contact avec l'autre d'un côté pour nous ouvrir à d'autres personnes de l'autre.
- Apprendre à nous isoler pour nous retrouver et faire le point sur ce que nous ressentons.

La graisse comme protection et surface de glissement évitant les frottements

Le poids et la protection

La graisse a une fonction de protection. Elle protège contre le froid, mais également contre les chocs ou d'éventuelles attaques.

Une prise de poids peut traduire, ainsi, un sentiment de manque de protection. Nous cherchons alors, par elle, à satisfaire le besoin de nous protéger ou de protéger l'un des nôtres.

Les localisations de notre surplus de graisse nous indiqueront alors ce que nous cherchons à protéger ou de quoi nous voulons nous protéger (voir chapitre « Les zones de prise de poids »).

Dans notre corps, la graisse sera utilisée pour éviter les frottements entre les organes. En évitant les frottements, nous évitons les frictions. Grossir peut, de cette manière, révéler une peur d'entrer en conflit avec l'autre et un désir que tout glisse, que tout soit fluide avec l'autre sans toujours y parvenir.

Cas de Madame H

Madame H souffre d'une surcharge pondérale située essentiellement au ventre. Présente depuis toujours, cette surcharge augmente encore à la suite de sa première grossesse.

Dans sa généalogie, sa grand-mère tombe enceinte d'un homme dont elle est amoureuse. Déjà marié, celui-ci n'assume pas ses responsabilités. Quand le père de sa grand-mère apprend la nouvelle de la grossesse, il devient furieux et se met à frapper le ventre de sa fille pour qu'elle perde l'enfant. « Je dois protéger mon ventre » devient alors le stress qu'elle transmet inconsciemment à sa descendance.

Madame H vient alors résoudre par sa graisse au ventre le manque de protection de sa grand-mère.

Ressentis stressants ou mémoires possibles à chercher dans notre vie ou dans notre généalogie :

- « Je veux pouvoir protéger l'autre. »
- « J'ai besoin de soutien et de protection. »
- Un manque de protection ou de soutien.
- « Je veux supprimer l'opposition dans ma vie. »
- « Je veux éviter tous les conflits, toutes les oppositions par peur des conséquences. »
- Chercher les conséquences dramatiques à une altercation violente (séparation, mort, etc.).

Quelques leçons possibles dans notre vie ou dans certaines parties de notre vie :

- Apprendre à définir et à placer nos limites avec souplesse et douceur et sans forcément être durs ou rigides avec l'autre ou avec nous-mêmes.
- Apprendre à être plus souples avec l'autre sans nous laisser forcément envahir.
- Apprendre à être moins intransigeants avec nous-mêmes comme avec l'autre.
- Apprendre à « mettre de l'eau dans notre vin » quand nous sommes submergés par nos émotions.
- Apprendre à exprimer sereinement ce que nous ressentons, à être moins intransigeants afin de ne pas envahir et agresser l'autre par notre émotion en cas de désaccord ou d'incompréhension.
- Apprendre à ne pas toujours entrer en conflit avec l'autre en cas de désaccord.
- Apprendre que le désaccord n'est pas synonyme de désamour ou d'abandon.
- Apprendre à être plus doux dans notre relation à l'autre.
- Apprendre à accepter que l'autre aille dans des directions qui ne sont pas les nôtres et même à faciliter cela.
- Apprendre à accepter que l'autre agisse ou pense différemment de nous.

La graisse comme modulateur de silhouette

Le poids et la forme

Comme nous l'avons vu prédécemment, l'hypothèse de base est que la maladie est une tentative d'adaptation à un stress extérieur précis.

À travers cette hypothèse, nous pouvons coller le concept du conflit de silhouette, décrit par Claude Sabbah, pour le surpoids. Dans celui-ci, le regard de l'autre sur nous, quand nous avons le sentiment d'être gros ou que nous avons peur de l'être, peut être vécu comme une agression. D'un point de vue archaïque, l'une des adaptations à ce sentiment est alors la prise de poids de manière à intimider et à éloigner notre agresseur.

Plus nous avons peur d'être gros, plus nous avons peur du regard de l'autre sur nous et plus nous allons grossir pour nous en protéger et l'éloigner de nous.

Il est important de noter que le regard le plus agressant sur nous est surtout… le nôtre. C'est celui que nous portons sur nous-mêmes chaque fois que nous nous regardons dans une surface réfléchissante. La crainte que nous avons de constater que nous avons pris du poids ou que nous sommes encore gros peut provoquer, alors, une prise de poids.

Ce conflit est très important à travailler. Il peut être un frein à l'obtention du poids souhaité. Il explique pourquoi nous pouvons, parfois, avoir des difficultés à éliminer de la graisse malgré nos régimes ou nos prises de conscience.

Quelques leçons possibles dans notre vie ou dans certaines parties de notre vie :

- Apprendre à nous regarder avec amour et bienveillance.
- Apprendre à faire notre autocritique sans nous juger et sans être durs avec nous-mêmes.
- Apprendre à regarder l'autre avec bienveillance et sans le juger.

Le poids et la fonction

La graisse permet la modulation de nos formes. Par l'ajout ou le retrait de graisse, c'est notre apparence et notre forme qui changent.

Jean Beaujean était un maître de judo et l'un des importateurs de cet art martial en France. Il a observé la vie au travers du prisme du judo. Pour lui, la forme est ce qui détermine la fonction.

Ainsi, la prise de poids ou la perte de poids peut nous parler d'un désir ou d'un besoin de changer de fonction, de statut. Au fond, nous cherchons à modifier qui nous sommes, c'est-à-dire notre identité afin de répondre à un besoin.

En éliminant les formes, la prise de poids cherche à nous cacher, à nous rendre indéfinissables aux yeux de l'autre. Or, dans la nature, il est important de n'être ni reconnus ni compris par nos ennemis. C'est donc comme si, en grossissant, nous pouvions avoir le ressenti qu'une personne en particulier ou l'autre en général était notre ennemi.

Ressentis stressants ou mémoires possibles à chercher dans notre vie ou dans notre généalogie :

- « Mon identité n'est pas la bonne. »
- « L'autre est mieux que moi. »
- Mémoire d'une personne affectée à une tâche, à une fonction.
- Mémoire de gens ayant voulu changer de métier sans pouvoir y parvenir.
- Une personne ayant été obligée de faire un métier tout en rêvant d'en exercer un autre.
- « Je veux me cacher de l'autre tout en l'influençant. »
- « Je veux avoir un impact sur la vie de l'autre sans qu'il pense que cela vient de moi. »
- Mémoire d'une personne ayant dû cacher qui elle était ou ce qu'elle était pour survivre.
- Mémoire d'enfant désiré dans l'autre sexe.

Une leçon possible dans notre vie ou dans certaines parties de notre vie (pour surpoids et sous-poids) :

- Apprendre à définir ce que nous aimons et ce que nous n'aimons pas, ce que nous désirons et ce que nous ne désirons pas, ce que nous devons et ce que nous ne devons pas... et nous autoriser à changer quand cela ne nous convient plus. En fait, c'est apprendre à reconnaître ce que nous ne sommes pas pour découvrir ce que nous sommes.

Sous-poids et aspect physiologique

Le poids et le désir d'un enfant

Dans la nature, quand les réserves énergétiques sont insuffisantes (donc quand les réserves de graisse sont insuffisantes), faire un enfant n'est pas la priorité. La reproduction se retrouve alors ralentie, voire stoppée. Un manque de graisse peut, de cette manière, être la traduction d'un désir inconscient de ne pas faire le couple et surtout l'enfant.

Qui dans nos mémoires généalogiques ou dans notre vie ne voulait pas du tout faire un enfant ?

Cas de Monsieur C

Monsieur C est très mince et devient même maigre à partir de l'adolescence. Dans sa famille, ses parents ont eu plusieurs enfants. Ils ne veulent surtout plus d'une autre grossesse. Pourtant, un nouveau bébé s'annonce. L'avortement étant très mal vu, surtout aux yeux de leurs familles respectives, ils tentent de cacher cette grossesse et, secrètement, de se débarrasser de l'enfant sans y parvenir.

Ils lui transmettent ainsi inconsciemment les stress suivants :

- « J'ai peur d'être vu, d'être surpris. »
- L'enfant est un frein pour les parents.
- « Si on me voit, je suis mort, je suis rejeté. »

L'enfant, une fois né, devient le souffre-douleur de ses parents. Des années durant, il est maltraité. Bien que dramatique, cette situation est pour lui « normale » puisqu'il n'a jamais connu autre chose.

Il répète ainsi, au début de sa vie, la peur d'être surpris transmise par ses parents quand ils l'attendaient. En effet, chaque fois qu'il était vu, il était battu. Sa minceur exprimait alors ce qui suit :

- Pour survivre, pour ne pas être en danger, il ne faut pas être vu.

À son adolescence, il va chez un ami pendant quelques jours. C'est là-bas qu'il vit un stress énorme. Les parents de son ami les traitent avec amour.

C'est un choc qui lui fait prendre conscience que ce qu'il a vécu depuis toujours est anormal. Ses parents sont dangereux pour lui et une autre manière de vivre est possible. Son cerveau met en place de nouvelles équations :

- « Je dois être abandonné pour survivre. »
- « Je dois être abandonné pour avoir une meilleure vie, pour trouver l'amour. »
- « Je veux me libérer de leur contrôle pour vivre une meilleure vie. »

De mince, il passe à maigre, appliquant inconsciemment, dans son corps, les solutions que la biologie et la physique proposent.

Ressentis stressants ou mémoires possibles à chercher dans notre vie ou dans notre généalogie :

- « Je ne veux pas faire d'enfant. »
- « Je ne veux pas faire ce projet. »
- « Je veux ou je dois être abandonné pour survivre. »
- « Je veux disparaître pour être en sécurité, trouver mon bonheur et retrouver ma vie. »
- Mémoire d'un parent ne désirant pas l'enfant.
- Mémoire d'avortement ou de tentative d'avortement.
- « J'ai la sensation que maman ou papa est contre moi. »
- Un enfant ayant provoqué un drame pour l'un des parents, voire la mort.
- Un ou des parents bloqués par l'arrivée d'un enfant.
- Une famille très nombreuse.
- Un couple non désiré et non accepté.

Quelques leçons possibles dans notre vie ou dans certaines parties de notre vie :

- Apprendre à ne pas toujours chercher à faire différemment des autres sans pour autant hésiter à le faire quand il le faut.
- Apprendre à ne pas toujours chercher à nous montrer différents de l'autre, à ne pas chercher à nous démarquer systématiquement sans pour autant cacher ou nier notre différence.
- Apprendre à vivre, à accepter et à savourer l'ordinaire et à ne pas toujours le repousser ni à chercher systématiquement l'extraordinaire.
- Apprendre à vivre la routine sans pour autant nous interdire de la parsemer d'extraordinaire ou d'imprévu.
- Apprendre à faire attention quand nous changeons quelque chose dans notre vie, quand nous faisons quelque chose de nouveau, à ne pas forcément supprimer et faire table rase de ce qui a été (amour, loisirs, etc.).
- Apprendre à ne pas nous disperser en multipliant les projets pour nous attacher à ceux qui nous tiennent à cœur.
- Apprendre à ne pas toujours être en couple pour faire quelque chose (couple d'amour ou d'amitié). Cela ne signifie pas de ne pas nous mettre avec quelqu'un, mais juste de faire attention, quand nous sommes en couple, à continuer de nous ouvrir au reste du monde avec ou sans l'autre.

Le poids et l'enfant

La graisse produit la leptine qui favorise la maturation sexuelle. Un manque de graisse peut, de cette manière, être la manifestation d'une demande inconsciente de ne pas grandir et de rester enfant, mais peut également traduire un refus de la sexualité.

Ressentis stressants ou mémoires possibles à chercher dans notre vie ou dans notre généalogie :

- « Je ne veux pas et ne dois pas grandir. »
- Les équations : enfant = sécurité ou adulte = danger.
- « Je veux éviter les responsabilités. »
- Qui est responsable d'un drame ou d'une action condamnable ou injuste ?
- La responsabilité d'un enfant qui n'a pas été assumée ou que quelqu'un aurait rêvé ne pas devoir assumer (*a maxima*, enfant non reconnu).
- « J'aimerais ne pas faire l'amour, mais je ne sais pas comment dire non et garder la face aux yeux du monde. »
- « Je veux repousser l'autre et je ne veux pas qu'il me fasse des avances. »
- La peur de l'autre.
- « J'ai peur d'être le centre d'attention. »
- Mémoire d'enfant fait trop tôt aux yeux de quelqu'un.
- La conséquence dramatique d'une sexualité (MST, enfant privant quelqu'un de liberté, etc.).
- Mémoire d'agression sexuelle.
- Mémoire d'une sexualité subie.

Quelques leçons possibles dans notre vie ou dans certaines parties de notre vie :

- Apprendre à garder ou à retrouver notre spontanéité et notre légèreté enfantine.
- Apprendre, dans certaines parties de nos vies, à redevenir ou à rester enfants et à tout oser, mais faire attention à ne pas toujours demander à l'autre d'être notre parent et de faire à notre place ce que nous ne voulons pas faire.

Le poids et la discrétion

La graisse étant un isolant thermique et ayant une caractéristique hydrophobe, l'absence de graisse peut venir révéler chez la personne maigre ou la personne qui perd du poids un désir de se fondre dans le milieu où elle se trouve. Cette absence de graisse peut également cacher un désir d'être intégrés, voire assimilés dans l'environnement où nous nous trouvons afin d'être en sécurité.

Finalement, nous pouvons voir l'absence de graisse comme la résultante d'une peur d'être repérés, d'être vus, d'un besoin de nous cacher et de passer inaperçus en nous mêlant aux autres.

Ressentis stressants ou mémoires possibles à chercher dans notre vie ou dans notre généalogie :

- « Je veux réussir à ne pas être vu au milieu du groupe. »
- « Je dois être discret. »
- L'intégration, l'assimilation.
- Qui a cherché à se fondre dans la masse ?
- « Je dois être comme l'autre pour ne pas souffrir, pour ne pas être en danger. »
- Un sentiment d'être hors normes avec le désir d'être « normal ».
- « Ma différence peut me tuer. »
- Mémoire d'une personne en danger parce que différente (par exemple, Juif pendant la Deuxième Guerre mondiale, émigré, etc.).

Quelques leçons possibles dans notre vie ou dans certaines parties de notre vie :

- Apprendre à vivre avec l'autre, avec le groupe, et à l'accepter sans forcément le fuir.
- Apprendre à vivre avec le groupe sans forcément toujours chercher à nous en démarquer.

- Apprendre à ne pas toujours nous montrer et à ne pas tenter d'avoir l'attention ou le regard de l'autre.
- Apprendre à ne pas toujours montrer uniquement la partie superficielle ou positive de nous-mêmes à l'autre pour apprendre à parfois nous ouvrir à lui et à oser lui montrer notre intimité et nos failles.
- Apprendre à nous laisser toucher par notre émotion et à oser la montrer et l'exprimer à l'autre.
- Apprendre à parfois faire ou être « comme tout le monde » afin de vivre avec l'autre. Il ne s'agit pas de gommer notre différence, mais d'exprimer celle-ci dans les domaines qui nous touchent. Faire attention à ne pas toujours nous placer en dehors du groupe en voulant toujours montrer ou marquer notre différence ou en faisant ou en disant systématiquement des choses différentes de l'autre sans pour autant nous nier ou nier nos actions, nos opinions ou nos idées profondes.

Le poids du prisonnier

Nous avons vu que la graisse sert de protection, isole et empêche les frottements. La perte de poids peut traduire le besoin d'entrer en contact avec l'autre. Ça peut aussi être le désir de réussir à entrer en conflit avec l'autre, le désir de réussir à s'opposer à lui ou à le contredire pour aller là où nous le voulons ou pour bien faire ce que nous désirons.

Qui a été empêché, sans oser réagir, de faire quelque chose ou d'aller quelque part? Qui n'a pas osé entrer en conflit et qui n'a ainsi pas réalisé son rêve?

La perte de poids révèle également un désir d'enlever les protections et de supprimer les barrières qui coupent de l'autre pour pouvoir entrer en contact avec lui. C'est le désir d'enlever ce qui nous coupe, nous éloigne de chez nous, de notre milieu, de notre monde. C'est finalement vouloir retirer ce qui nous coupe de ce qui représente l'essentiel dans notre vie.

Y a-t-il des prisonniers? Y a-t-il eu des amours interdits? Y a-t-il des personnes qui ont empêché quelqu'un de réaliser un rêve?

Grâce à ces conflits, l'expérience du professeur Sims évoquée dans le chapitre « Poids et nourriture » peut être comprise sous un autre angle. Cette expérience a été faite sur des prisonniers. Ceux-ci, malgré la grande quantité de nourriture ingérée et le peu d'efforts physiques effectués, ont eu du mal à prendre du poids et l'ont perdu sans effort dès la fin de l'expérience.

Comme nous l'avons vu, la graisse est le transposé d'une barrière, d'un mur. Le sous-poids exprime donc un besoin d'enlever cette barrière ou ce mur afin d'échapper au contrôle et d'être libre.

L'expérience du professeur Sims a été faite sur des prisonniers. Nous pouvons donc imaginer que ceux-ci vivaient le conflit du sous-poids :

- « Je veux supprimer ces murs qui me coupent des miens et qui me privent de ma liberté. »

Ce ressenti peut ainsi permettre de comprendre pourquoi il a été aussi difficile pour ces prisonniers de prendre du poids.

Cas de Monsieur G

Monsieur G se plaint de sa maigreur. Dans sa généalogie, l'un de ses grands-pères était résistant pendant la Seconde Guerre mondiale. Chaque jour, sa crainte était d'être surpris et repéré par les Allemands ou les éventuels habitants qui collaboraient avec eux. Pour survivre, il a dû se fondre et jouer à être Monsieur Tout-le-Monde, surtout au milieu des Allemands.

Son autre grand-père, lui, était un soldat français. Fait prisonnier après la défaite française de 1940, il a cherché par tous les moyens à s'évader pour retrouver sa femme, sa famille et son pays. En fait, il a tenté d'enlever les murs de sa prison qui le coupaient des siens.

La maigreur de Monsieur G est alors la manifestation, dans son corps, de la solution de survie de ses deux grands-pères. En effet, elle permet inconsciemment à l'un de passer inaperçu au milieu de ses ennemis et à l'autre, d'enlever la barrière qui le coupe des gens et lieux qu'il aime.

Ressentis stressants ou mémoires possibles à chercher dans notre vie ou dans notre généalogie :

- « Je dois enlever les défenses de l'autre pour le retrouver. »
- « Je dois enlever les défenses pour retrouver les miens ou mon milieu. »
- Barrière réelle ou symbolique entre quelqu'un et son milieu, la personne aimée, son pays, son foyer, sa famille, etc.
- Mémoire d'un rebelle, d'un résistant ou d'un maquisard.
- Mémoire d'une dispute aboutissant à un départ, à une fuite, à une fugue.
- Mémoire d'évadé.

Quelques leçons possibles dans notre vie ou dans certaines parties de notre vie :

- Apprendre à oser exprimer à l'autre nos désaccords dans certaines parties de notre vie ou dans notre vie.
- Apprendre à oser nous opposer à l'autre sans pour autant l'agresser et en faisant attention à ne pas tomber dans la contradiction systématique.
- Apprendre à montrer, à dévoiler ce que nous sommes à l'autre (forces, faiblesses, craintes) et pas seulement la partie superficielle, forte ou positive de nous-mêmes.
- Apprendre à enlever les limites et les barrières qui nous coupent de nous-mêmes.
- Apprendre à enlever les barrières placées entre nous et l'autre, nous ouvrir à l'autre.
- Être attentifs à ne pas toujours nous croire coupables des malheurs des autres ou du monde. Enlever cette culpabilité qui nous empêche d'avancer.
- Être attentifs à arrêter de nous saboter nous-mêmes, de nous limiter et de faire pénitence éternellement pour enfin nous autoriser à vivre.

- Arrêter de vivre pour l'autre, sous son contrôle, pour enfin vivre aussi pour nous sans pour autant devoir fuir ou négliger l'autre.
- Apprendre à arrêter de nous justifier et à arrêter de nous excuser d'être là, d'avoir besoin d'aide ou d'être ce que nous sommes.
- Apprendre à vivre, à exprimer et à faire ce qui nous tient à cœur, ici et maintenant, sans nous préoccuper du jugement de l'autre.
- Apprendre à sortir de la peur du jugement ou du regard de l'autre qui peut nous freiner ou nous empêcher de répondre à nos besoins ou à nos désirs.

Conflit de silhouette inversée

Nous avons vu le conflit de silhouette dans la partie réservée au surpoids. Un conflit de silhouette inversée existe aussi.

Le regard de l'autre sur nous, quand nous nous sentons maigres ou que nous avons peur de l'être, peut être vécu comme une agression. Devant celle-ci, nous pouvons chercher alors à maigrir encore plus pour la fuir, pour nous cacher et pour échapper à l'emprise de ce regard sur nous.

Là encore, le regard le plus agressant pourra être le nôtre sur nous-mêmes.

Ce conflit peut être, comme pour le conflit de silhouette déjà décrit, un frein à l'obtention du poids souhaité, et ce, malgré nos efforts.

Quelques leçons possibles dans notre vie ou dans certaines parties de notre vie :

- Apprendre à nous regarder avec amour et bienveillance.
- Apprendre à faire notre autocritique sans nous juger et sans être durs avec nous-mêmes.
- Apprendre à regarder l'autre avec bienveillance et sans le juger.

Surpoids et aspect éthologique

L'éthologie observe et tente de comprendre le comportement des animaux et leurs stratégies d'adaptation au milieu extérieur. L'éthologie peut être vue comme l'étude des différents guides de survie existant dans la nature.

Pour avoir une chance de survivre dans la nature, les animaux ont parfois effectué des modifications dans leur corps ou dans leurs comportements pour mieux s'adapter à leur environnement et aux dangers de leur quotidien. En cas de succès, quand la modification permet d'échapper à un danger, elle peut se transmettre et devenir physiologique pour la descendance.

Des maladies ou certains problèmes comportementaux chez nous peuvent exister sans être pathologiques chez des animaux. Ceux-ci vivent donc à l'état physiologique, ce qui pour nous est pathologique.

Une question peut alors être posée : « Est-ce que la personne qui développe une pathologie donnée n'a pas vécu, dans sa vie, ou ne porte pas dans ses mémoires familiales, un stress comparable à celui qui a amené ces animaux à modifier leur physiologie pour survivre ? »

Cette maladie, cette modification de notre physiologie ou de notre comportement, peut être vue comme une solution inconsciente de survie à ce stress extérieur.

Nous chercherons donc, dans ce chapitre, à comprendre à quel stress certains animaux se sont adaptés en prenant du poids. À quoi cela sert-il de grossir chez certaines espèces ?

Le poids et l'intimidation

Il est fréquent, dans la nature, de voir la femelle prendre du poids en prenant de la graisse. De cette manière, elle montre qu'elle peut porter les enfants et en prendre soin, même en cas de disette. Elle montre ainsi qu'elle peut être la femelle dominante et qu'elle est digne d'être choisie.

Le mâle, de son côté, pour prouver qu'il peut être le mâle dominant, cherchera à grossir en prenant du muscle pour augmenter sa force et sa puissance afin de supplanter les autres mâles.

Dans ce contexte, la prise de graisse chez le mâle peut être considérée comme un signe extérieur de richesse, et donc comme la preuve de sa domination. En effet, le mâle dominant est celui qui mange en premier et le plus à sa faim. La graisse est donc là comme un témoignage de son privilège et de sa place.

Dans la nature, le mâle dominant d'une troupe cherchera à éliminer toute opposition à son pouvoir. De cette manière, il peut chercher à intimider par son poids et sa puissance :

- les jeunes mâles qui pourraient prétendre un jour à la première place ;
- ses éventuels prédateurs.

La prise de poids sert alors à impressionner, à imposer sa loi, à intimider les jeunes, les autres prétendants ou les ennemis du clan afin de les asservir et d'éviter ainsi qu'ils ne tentent une prise de pouvoir.

Finalement, cela peut traduire un désir d'intimider l'autre pour ne pas avoir à l'affronter. C'est obtenir ce que nous souhaitons sans avoir à nous battre...

Les jeunes qui promettent un jour d'être des dominants sont alors exclus par le « chef » pour qu'il puisse conserver son pouvoir et sa place.

De son côté, le jeune cherchant à prendre la place du numéro 1 doit aussi grossir et prendre du poids afin de pouvoir être en capacité d'affronter et de vaincre un autre mâle dominant. Cependant, pour y parvenir, il aura surtout besoin de prendre du muscle et non de la graisse.

Une prise de poids peut traduire cette volonté d'être choisi, d'être numéro 1, dans sa vie ou dans celle de l'autre. Cela peut exprimer également une peur de combattre. L'intimidation sera alors choisie pour éloigner ou soumettre l'autre.

Transposé à l'humain, grossir peut venir traduire le désir de prendre une place ou de conserver la sienne. Cela répond à la peur que quelqu'un puisse venir nous agresser, nous prendre notre place un jour ou celle de ne pas réussir à en trouver une.

La prise de poids ne sert pas à affronter. Au contraire, elle vise à éviter l'affrontement. Elle peut traduire inconsciemment le besoin d'impressionner, d'écraser, d'intimider l'autre et de prendre le pas sur lui pour le tenir loin de nous et éviter ainsi de le combattre.

La prise de poids peut ainsi être vue comme une arme de dissuasion massive. C'est être gros dans le présent pour éviter une guerre dans le futur…

Qui a perdu sa place ? Qui s'est senti trahi ? Qui n'a pas été choisi ? Qui n'a plus été choisi ? Qui a subi une agression sans pouvoir faire quoi que ce soit ? Qui a eu le sentiment d'être volé, spolié ?

Le surpoids peut nous raconter le stress lié à la conservation du territoire. Le conflit des infarctus du myocarde est la « perte de territoire ». Nous pouvons ainsi comprendre le lien que fait la médecine entre l'obésité et les problématiques cardiovasculaires.

Dans la nature, devant un danger, il y a trois solutions : la fuite, l'intimidation ou l'affrontement.

Quand il n'y a pas plus d'issue, quand les animaux, autant proies que prédateurs, sont « acculés », la majeure partie cherchera à grossir afin de se sortir de l'impasse.

La prise de poids peut traduire alors le sentiment d'être dans l'impasse. Nous sommes alors dos au mur ou devant un danger qui nous dépasse et sans autre solution que de devoir y faire face.

Cela peut être la traduction d'un sentiment d'impuissance à sortir d'une situation désespérée.

La prise de poids vise alors à intimider pour sortir de l'impasse. C'est l'ultime tentative pour éviter l'affrontement ou pour se sortir d'une situation difficile.

Cas de Madame J

Madame J a pris 15 kg à la suite de menaces.

Elle vit seule avec son enfant. Une personne qu'elle a rencontrée dans un passé lointain la menace de venir s'en prendre à elle dans sa maison.

Seule, elle a peur pour elle, mais surtout pour son enfant et ne sait comment faire pour se protéger de cet agresseur. Chaque jour, ce stress est omniprésent dans la rue et, encore plus, quand elle rentre chez elle, car elle craint qu'il n'arrive à entrer d'une manière ou d'une autre dans la maison.

De plus, cette situation réveille inconsciemment la mémoire d'une femme de sa famille qui a assisté, impuissante, pendant la Deuxième Guerre mondiale, à l'agression et à l'enlèvement chez elle de l'un de ses enfants par les forces de police de l'époque.

Le surpoids de Madame J est alors comme une solution archaïque de survie. Ne trouvant pas de solution et se sentant incapable d'affronter celui qui la menace, elle prend du poids afin inconsciemment de l'intimider pour le dissuader de s'approcher d'elle et de son enfant.

Ressentis stressants ou mémoires possibles à chercher dans notre vie ou dans notre généalogie :

- « Je dois prouver que je suis digne de prendre la première place. »
- « Je veux que l'autre ne regarde que moi et qu'il me choisisse (travail, amour, etc.) »
- Affronter quelqu'un ou une situation sans nous en être sentis capables.
- Une peur de devoir affronter.
- Un affrontement ayant entraîné un drame, voire la mort.
- « Je veux ou je dois intimider l'autre pour me protéger (moi, l'un des miens). »
- Une volonté de sortir d'une impasse (amour, travail, etc.).
- Une lutte pour une place.
- Qui s'est senti dépossédé ?
- « Je dois dissuader l'autre de m'attaquer ou d'agresser l'un des miens. »
- « Je veux empêcher l'autre d'approcher de moi ou de l'un des miens. »
- Mémoire d'agression sur nous ou sur l'un des nôtres alors sous notre protection (comme les enfants).
- « Je veux empêcher l'autre d'approcher mon amour. »
- « Je veux intimider l'autre pour éviter qu'il ne prenne ma place. »
- Mémoire de trahison.
- « Je dois écraser l'autre pour obtenir ce que je souhaite. »
- Peur de ne plus être de taille à rivaliser avec l'autre.
- « J'ai peur de ne pas être de taille à prendre ma place. »
- Une perte de territoire ou de place (amour, travail, fratrie, etc.).
- Une rivalité père-enfant, maître-élève, patron-employé, une rivalité amoureuse, une rivalité dans la fratrie (vécue du côté de celui qui est censé être « au-dessus »).

Quelques leçons possibles dans notre vie ou dans certaines parties de notre vie :

- Apprendre à affirmer nos besoins, nos désirs et ce que nous sommes sans les imposer à l'autre et sans nous soumettre forcément à ceux de l'autre.
- Apprendre à prendre notre place, à la définir sans empêcher l'autre d'avoir la sienne.
- Apprendre à marquer notre territoire, à mettre des limites sans écraser l'autre ou chercher à l'évincer.
- Apprendre à nous mettre en avant, à nous montrer sans pour autant éclipser les autres.
- Apprendre à sortir des luttes de pouvoir et à ne pas y entrer.

La dualité du poids

Par les lois de la physique, le surpoids traduit un désir d'attirer à nous quelque chose ou quelqu'un.

Par la physiologie, la graisse apparaît comme une barrière nous isolant et nous cachant du monde.

Enfin, par leur fonctionnement, les animaux nous montrent un désir d'intimider ou d'éloigner l'autre d'eux.

La prise de poids traduit donc, au même moment, deux désirs antagonistes, celui d'attirer et celui de repousser. Ces deux désirs sont au service d'un même besoin : la sécurité.

La graisse est comme une enceinte qui isole une ville du reste du monde. En prenant du poids, nous faisons ce qu'une ville fait quand elle craint pour sa sécurité. Nous augmentons l'épaisseur de notre muraille afin de dissuader nos ennemis d'approcher tout en cherchant à attirer dans nos murs nos alliés ainsi que tout ce qui peut nous être utile pour pouvoir tenir longtemps.

À noter : le nombre symbolique de kilos (ou livres), en plus ou en moins, peut alors nous informer sur ce que nous cherchons à attirer et sur ce que nous cherchons à éloigner de nous.

Cas de Madame S

Madame S prend subitement 4 kg. Elle est en couple avec un homme qui habite loin de chez elle. Dans le même temps, son ex-compagnon et père de son enfant ne la laisse pas tranquille. C'est alors qu'elle prend ses 4 kg.

La loi d'attraction universelle appliquée à l'humain nous montre le désir inconscient d'attirer l'autre à nous, tandis que le fonctionnement animal nous exprime le désir d'éloigner l'autre.

Dans la symbolique, le 4 peut représenter, entre autres, en positif, l'homme protecteur et, en négatif, le tyran, l'agresseur.

Ainsi, la prise de 4 kg chez cette femme, traduit ceci :

- « Je veux rapprocher de moi mon protecteur et éloigner de moi celui qui me tyrannise. »

En hébreu, 4 est la valeur de *dalet* (la lettre *D*) qui signifie « la porte ».

Les 4 kg de graisse en plus chez Madame S sont la mise en place, physiologique et symbolique, d'une porte pouvant l'isoler de l'oppresseur, mais pouvant également s'ouvrir pour laisser entrer le protecteur.

> Ressenti stressant ou mémoire possible à chercher dans notre vie ou dans notre généalogie :
>
> - « Je veux attirer à moi quelqu'un ou quelque chose tout en repoussant quelqu'un d'autre. »

Une leçon possible dans notre vie ou dans certaines parties de notre vie :

- Apprendre à nous rapprocher, à rapprocher de nous ce qui est important pour nous et à éloigner de nous ce qui est toxique.

Quelques animaux

Le poids et l'hibernation

Les animaux qui hibernent, comme les marmottes, font des réserves dans le présent pour le temps futur où ils ne pourront plus se nourrir. C'est travailler dans le présent pour se reposer dans le futur…

La prise de poids peut donc être vue comme l'exact transposé de notre épargne, de notre retraite, de notre pension... C'est la peur de ne plus pouvoir subvenir complètement à nos propres besoins ou à ceux des nôtres quand nous ne pourrons plus travailler.

Par extension, la prise de poids peut venir cacher un désir de laisser quelque chose aux nôtres pour être sûrs qu'ils ne manquent de rien après notre départ. Cela peut également révéler un besoin d'avoir de quoi vivre sans travailler afin de nous reposer ou de faire ce qui nous tient à cœur.

Ressentis stressants ou mémoires possibles à chercher dans notre vie ou dans notre généalogie :

- Un parent qui a eu la sensation que ses enfants ne s'occupaient plus (ou moins) de lui.
- Une peur d'être seuls, de ne pas ou de ne plus avoir l'attention de l'autre.
- Une peur d'être abandonnés par l'autre.
- Une problématique de manque d'argent.
- La peur de ne rien pouvoir laisser aux nôtres.
- Les économies, l'épargne, la retraite, les assurances.
- Une problématique d'héritage.
- Qui a été spolié ?
- « Je ne vais plus rien avoir dans le futur. »
- Mémoire possible de faillite.
- Mémoire possible de personne ayant tout perdu.
- Mémoire de pauvreté ou de grande difficulté financière.
- « Je veux tenir plus longtemps (notion de résistance). »

Quelques leçons possibles dans notre vie ou dans certaines parties de notre vie :

- Apprendre à nous reposer, à souffler, à prendre du temps pour nous ou pour profiter des nôtres.
- Apprendre à reconnaître et à profiter de ce que nous avons accompli.

Le poids et la reine

Dans beaucoup d'espèces, comme chez les fourmis, les abeilles ou les termites, la reine est bien plus grosse que tous les autres occupants du nid. Le mâle (ou la femelle) dominant sera souvent plus imposant, plus « gros ».

Ainsi, la piste éthologique vient confirmer les pistes déjà trouvées par la fonction de la graisse en cherchant quelque part à montrer et à prouver que nous sommes un dominant responsable et digne d'être numéro 1.

Ressentis stressants ou mémoires possibles à chercher dans notre vie ou dans notre généalogie :

- « Je veux être le centre d'attention au sein de mon foyer ou de mon groupe. »
- Chercher ce qui nous empêche ou qui nous empêche inconsciemment d'être la reine ou le roi au sein de notre groupe (foyer, travail, amis, fratrie, etc.).
- « Je veux être le numéro 1 (amour, travail, famille, groupe, etc.). »
- « Je dois prendre la première place. »

Quelques leçons possibles dans notre vie ou dans certaines parties de notre vie :

- Apprendre à être une reine ou un roi dans notre vie sans devenir un tyran pour les gens qui nous entourent.
- Apprendre à ne laisser personne dire que nous ne sommes pas une reine ou un roi, apprendre à ne laisser personne nous traiter comme si nous ne l'étions pas sans pour autant nous montrer méprisants ou condescendants envers l'autre et en le traitant également comme un roi ou une reine.
- Apprendre à être au service de l'autre, à l'aider sans chercher à le lui rappeler à la première occasion ou au premier désaccord.

Le poids et le chameau

Le chameau nous offre de nouvelles pistes grâce à ses bosses. Si celles-ci ont pour fonction d'être une réserve de graisse transformable en nourriture, le chameau est également capable en cas de besoin de transformer cette graisse en eau.

Ainsi, la graisse au dos peut venir traduire le besoin d'avoir des réserves d'eau et de nourriture pour affronter une traversée du désert.

Par extension, cela peut traduire une sensation de vide dans notre vie, associée à une sensation de ne pouvoir compter que sur nous-mêmes (cela rejoint alors la piste donnée par la physique).

> Ressentis stressants ou mémoires possibles à chercher dans notre vie ou dans notre généalogie :
>
> - Mémoire de manque de nourriture.
> - Mémoire de manque d'eau.
> - Une histoire avec le désert.
> - Une sensation de vide dans notre vie.
> - Une sensation de ne pouvoir compter que sur nous-mêmes.

Quelques leçons possibles dans notre vie ou dans certaines parties de notre vie :

- Apprendre à accepter le vide dans notre vie.
- Apprendre à accepter de ne pas tout avoir.

Le poids et les éléphants

Les éléphants, comme d'autres animaux, ont de la graisse sous leurs pattes. Cette graisse leur sert notamment à repérer les prédateurs à distance par l'amplification des vibrations que ceux-ci émettent en se déplaçant.

De la graisse à nos extrémités peut donc être révélatrice d'un besoin de repérer le danger à distance.

Ressentis stressants ou mémoires possibles à chercher dans notre vie ou dans notre généalogie :

- « Je dois prévoir la venue de l'autre pour me protéger ou protéger les miens. »
- Mémoire d'agression nocturne ou par surprise.

Le poids et la fourmi

Certaines fourmis mellifères, autrement appelées « fourmis à miel », accumuleront un nectar dans leur abdomen pour le transformer en miellat. Leur abdomen est ainsi déformé et plus gros. Cette particularité permet, à celles qui en sont dotées, de nourrir le reste du clan par trophallaxie.

Prendre du poids, en général, et à notre ventre en particulier, peut donc être la traduction d'un sentiment de devoir nourrir le clan et de répondre à ses besoins. C'est alors comme si nous étions dans le sacrifice en vue de la survie de l'autre.

Ressentis stressants ou mémoires possibles à chercher dans notre vie ou dans notre généalogie :

- « Je dois pouvoir nourrir ma famille. »
- « Je dois répondre aux besoins de ma famille. »
- Mémoire de clan dans la misère ou en grande difficulté.
- Une personne ayant dû s'occuper de toute sa famille.
- Mémoire d'une personne partie loin pour trouver du travail afin de faire vivre sa famille.
- Mémoire d'émigration.

Quelques leçons possibles dans notre vie ou dans certaines parties de notre vie :

- Apprendre à prendre soin des autres, à répondre à leurs besoins en leur offrant ce dont ils ont besoin et non ce que nous estimons bon pour eux.

- Apprendre à offrir à l'autre ce que nous pouvons et non forcément ce qu'il veut.
- Apprendre à aider l'autre sans le mettre dans notre dépendance.
- Apprendre à ne rien attendre en échange de ce que nous avons donné. Donner sans faire sentir à l'autre qu'il nous doit quelque chose ou sans lui rappeler à la première occasion que nous l'avons fait.

Sous-poids et aspect éthologique

Le poids et la fuite

Dans la nature, certaines proies, comme les gazelles, auront la fuite pour stratégie de survie. Leur solution est alors d'être les plus minces possible afin d'augmenter leur capacité d'accélération et de pouvoir ainsi échapper à leurs prédateurs. L'autre avantage pour une proie d'être mince réside dans le fait de pouvoir passer inaperçue.

Transposées à l'humain, une perte de poids ou une maigreur peuvent être l'expression d'une obligation inconsciente de fuir devant un danger pour survivre. Cela peut traduire aussi un stress d'être vu ou repéré par l'autre. C'est alors comme si l'autre était vécu comme un danger.

Quand l'autre est vécu comme un danger, nous retrouvons trois réactions possibles :

- La fuite provoquant une perte de poids ou une maigreur.
- L'affrontement (plus lié au muscle).
- L'intimidation provoquant une prise de poids.

La minceur n'est pas uniquement l'apanage des proies. Certains prédateurs, comme les guépards, seront également maigres. Cela leur donne un double avantage, celui de pouvoir se dissimuler aux yeux de leurs proies et celui de pouvoir être très rapides afin de les attraper.

Chez les proies, comme chez les prédateurs, présentant ce morphotype la minceur est aussi un avantage permettant de changer brutalement de direction pour arriver à leurs fins respectives. Le sous-poids peut alors être la traduction d'un besoin de s'adapter rapidement aux changements.

Une perte de poids ou une maigreur peut aussi traduire le stress du prédateur devant aller très vite et être très réactif pour obtenir ce qu'il souhaite.

Comme nous l'avons vu, dans la nature, le mâle dominant d'un groupe peut chercher à intimider les jeunes mâles par crainte qu'ils ne lui prennent sa place. Tant qu'ils sont inoffensifs, tant qu'ils se soumettent à la loi du chef, ils peuvent rester dans le clan. Par contre, quand l'un d'eux exprime sa capacité à être numéro 1 et ses envies de grandir, le chef du clan peut alors le rejeter, l'exclure du groupe, afin de protéger sa place.

Le jeune mâle rejeté doit alors partir et quitter son clan pour en créer un nouveau ou prendre celui de quelqu'un d'autre.

Transposée à l'humain, la perte de poids peut alors être la traduction de cette situation. Cela peut être l'expression d'un stress lié au rejet de l'autorité pour trouver sa propre place.

Le sentiment d'incompréhension peut y être également associé. C'est comme si nous ne comprenions pas pourquoi nous étions rejetés par l'autorité quand nous ne cherchons finalement qu'à obtenir sa bénédiction.

Le danger est alors de perdre son énergie à vouloir à tout prix chercher à comprendre le pourquoi de ce rejet en revenant systématiquement vers l'autorité pour avoir une explication d'elle (ou pour avoir sa bénédiction), au lieu de partir et d'utiliser cette énergie pour créer son propre territoire.

La perte de poids peut alors être la traduction de la nécessité de nous libérer de l'emprise de l'autorité pour trouver notre propre place et ainsi créer notre propre clan, plutôt que d'attendre que l'autorité nous l'offre. C'est sortir du désir d'obtenir la bénédiction de « papa » pour prendre notre propre place de numéro 1.

Ce sont les stress de perdre sa famille ou d'être rejeté par son clan qui peuvent bloquer cette conquête.

L'**incompréhension** est un ressenti lié à l'estomac. Cette situation peut alors aboutir à des pertes de poids reliées à des difficultés à s'alimenter à cause de « nœuds dans le ventre ».

Cas de Monsieur L

Monsieur L se plaint de maigreur. Il a toujours été ainsi. Dans sa famille, l'un de ses grands-pères était un opposant très actif à Franco et il se cachait pour agir et faire des « coups » contre le dictateur. Sa famille et lui-même étaient alors menacés, ce qui les a obligés à fuir pour éviter d'être tués par les autorités franquistes en Espagne.

Son autre grand-père, lui, a dû fuir sa ville pendant la Deuxième Guerre mondiale pour aller dans le sud de la France afin d'échapper au service du travail obligatoire imposé par les autorités de l'époque.

Ces deux grands-pères lui ont inconsciemment transmis les stress suivants :

- Dans un premier temps, « je dois me cacher et agir vite pour vaincre l'autre ».
- Dans un deuxième temps, « je dois fuir et ne pas être repéré dans ma fuite ».

En plus de ces mémoires, les parents de Monsieur L se cachaient pour se voir, car ils n'avaient pas le droit d'avoir des relations avant le mariage. Quand sa mère est tombée enceinte accidentellement, son père l'a vite demandée en mariage pour éviter tout scandale. Elle a caché tant qu'elle a pu sa grossesse jusqu'au mariage. Chaque jour, la peur d'être découverte par les autres était alors présente.

La maigreur de Monsieur L répond au besoin de devoir passer inaperçu ainsi qu'à celui de fuite de ses parents et grands-parents.

Ressentis stressants ou mémoires possibles à chercher dans notre vie ou dans notre généalogie :

- Mémoire de fuite, de fugue, etc.
- « Je ne dois pas être repéré. »
- Qui a dû se cacher ou cacher ce qu'il était pour survivre ?
- Mémoire de grossesse cachée, d'enfant illégitime, d'« enfant-accident » pas du tout désiré.
- Mémoire de couple faisant un enfant avant le mariage.
- Mémoire de femmes ou d'enfants battus.
- Mémoire de souffre-douleur.

- Un sentiment de devoir ou d'avoir voulu aller plus vite pour attraper l'autre, obtenir un poste, vivre une situation, etc.
- Une peur que l'autre nous échappe, qu'un poste nous échappe que quelque chose dont nous avons besoin nous échappe.
- Un manque de vitesse apportant un drame.
- La réussite est dans la discrétion (par exemple, chez un résistant pendant la guerre).
- Mémoire de résistant, de hors-la-loi, etc.
- « Je dois être discret pour obtenir ce que je souhaite. »
- Une attente ou un atermoiement qui a entraîné un drame ou la perte de quelqu'un ou de quelque chose que nous aimons.
- L'équation : spontanéité = vie.
- Un changement brutal de vie.
- « Je dois me libérer de l'influence, de l'emprise de mon papa, de l'autorité, pour pouvoir être le numéro 1 de mon clan. »
- « Je veux me montrer digne de lui, mais il me rejette. »
- Une incompréhension par rapport à un rejet.
- Un rejet de la famille, d'une entreprise, d'un lieu, pour ensuite faire notre vie.

Quelques leçons possibles dans notre vie ou dans certaines parties de notre vie :

- Apprendre à saisir les occasions quand elles se présentent.
- Apprendre à être réactifs.
- Apprendre à nous autoriser à changer de direction quand celle-ci ne nous paraît plus adéquate tout en faisant attention à aussi savoir aller au bout des choses et à ne pas être volages en changeant et en fuyant des obstacles se mettant sur notre chemin. Faire attention et nous poser la question si c'est un réel désir de changement ou une fuite cachée.
- Apprendre à nous autoriser à changer d'avis.

- Apprendre à agir et à conquérir notre territoire sans forcément attendre l'autorisation, l'approbation ou la bénédiction de l'autre.
- Apprendre à parfois arrêter de chercher à avoir la bénédiction, l'autorisation ou les félicitations de l'autorité ou de l'autre.
- Apprendre à ne pas rester dans une situation que nous savons ou que nous sentons mauvaise pour nous.
- Apprendre à ne pas forcément rester avec des gens que nous sentons ne pas être bons pour nous.
- Apprendre à ne pas rester dans une situation qui nous fait mal par peur de la réaction de l'autre.
- Apprendre à ne pas nous obstiner dans une situation quand nous ne la sentons pas ou quand nous voyons que cela ne pourra pas fonctionner.
- Apprendre à ne pas toujours chercher à tout comprendre.

Surpoids et cigarette

Il est fréquent que les personnes qui arrêtent de fumer se mettent à grossir. Le conflit de la cigarette peut être lié à ce qui suit :

- Un besoin de sentir dans notre vie et près de nous l' « homme », de le rapprocher de nous afin d'avoir la force d'agir, de nous protéger et d'oser vivre ce que nous souhaitons vivre.
- En fait, la cigarette est l'expression d'un manque de masculin, de père, d'homme dans notre vie ou dans l'une de nos mémoires familiales.
- Un besoin de sortir d'une situation difficile, voire désespérée. Par la fumée, la cigarette peut aussi cacher une crainte de l'autre avec un besoin inconscient de l'intimider pour éviter qu'il ne nous place dans une impasse ou bien pour nous aider à nous sortir d'une situation difficile (dans la nature, le feu est toujours synonyme de danger).
- C'est alors comme si la cigarette était une barrière entre nous et le monde qui nous permettrait de rapprocher l'énergie dite masculine en nous tout en intimidant les autres.
- Un sentiment d'insatisfaction dans une partie de notre vie en relation avec un manque de joie de vivre, voire un désespoir.

Il est intéressant de voir que c'est d'abord chez les soldats (qui affrontent clairement ce désespoir et ces impasses) que la cigarette a commencé à être une habitude. La cigarette se démocratise à partir de la Première Guerre mondiale. Les femmes se mettent à fumer tandis que les hommes fument de plus en plus.

Ces deux guerres mondiales, avec l'apparition des gaz et surtout le très grand nombre de morts, sont bien synonymes pour les personnes qui les ont vécues d'impasse, de désespoir et d'hommes qui n'ont pas eu la chance de pouvoir rentrer chez eux.

Au travers des conflits de la cigarette décrits ci-dessus, nous pouvons comprendre pourquoi les femmes se mettent à fumer :

- D'un côté, nous pouvons le voir comme une solution au désespoir de ne pas voir revenir les hommes, les pères, les frères qu'elles aimaient.
- D'un autre côté, ces deux guerres ont également transformé la vie des femmes. Elles font leur apparition dans les usines et sont considérées comme un élément déterminant de l'effort de guerre. C'est le début de la libération féminine.

La cigarette exprime ce qui suit :

- « Je dois réussir à sentir l'énergie masculine en moi pour pouvoir me protéger, intimider l'autre et réaliser mes désirs. »

Elle devient donc le moyen inconscient de rapprocher et de faire vivre en elle cette énergie « masculine ». La cigarette devient l'exacte expression du désir de la femme d'être considérée comme l'égale de l'homme. Nous pouvons alors comprendre pourquoi cigarette et féminisme ont eu une expansion commune.

Comme nous pouvons l'observer, certains des conflits de la cigarette et du surpoids sont très proches. Les deux peuvent représenter ce qui suit :

- Une barrière entre nous et le monde.
- Un moyen inconscient d'intimider l'autre pour nous protéger.
- Un moyen inconscient d'agir pour sortir d'une impasse ou d'une situation difficile.
- Un moyen d'attirer à nous quelqu'un tout en repoussant d'autres personnes.
- Etc.

La compensation par la nourriture amenant une prise de poids après l'arrêt de la cigarette est donc en fait le moyen trouvé par notre cerveau pour continuer à nous adapter aux stress décrits plus haut.

Quelques conflits de la cigarette

Nous pouvons chercher dans la vie ou les mémoires familiales un stress en lien avec ce qui suit :

- « Je veux remettre de la passion dans ma vie. »
- « Je veux remettre de l'amour dans ma vie. »
- « J'aimerais sortir de mon désespoir, car j'ai peur que seule la mort ne puisse m'en sortir. »
- « J'aimerais oser ou pouvoir vivre ma passion, l'amour dans ma vie. »
- « Je dois intimider l'autre pour me protéger de lui. »
- « Je ne sais comment sortir de cette situation difficile. »
- « Je voudrais être plus masculin, plus fort. »
- « En tant que femme, je voudrais être considérée comme l'égale de l'homme, du frère, du mari, etc. »
- Mémoire de situation désespérée.
- La sensation d'avoir été ou d'être dans une impasse.
- Un manque du père, de « papa ».
- Une mère prenant toute la place parce que le père est absent.
- Un homme qui n'est pas revenu (décès, accident, guerre, etc.).
- Mémoire de couple où il n'y a plus d'amour.
- Une insatisfaction.
- Mémoire où l'autre est dangereux.

Le poids au cours du temps

Dans notre société, nous lions souvent la modulation de notre poids à l'âge.

Dans la nature animale, les « enfants » représentent le futur de l'espèce. Dans un mécanisme de survie, c'est vers eux que se portera l'attention du clan. Les adultes cherchent à subvenir à leurs besoins en chassant, en les protégeant et en leur offrant une place pour qu'ils arrivent en âge de procréer.

Le temps passe, l'adulte vieillit et s'affaiblit pendant que son enfant, qui est maintenant dans la force de l'âge, porte son attention sur sa propre progéniture et cherche à son tour à répondre à tous ses besoins. Les parents vieillissants se retrouvent ainsi délaissés. Ayant de moins en moins les moyens de se procurer de la nourriture par eux-mêmes, ils s'affaibliront alors progressivement jusqu'à s'éteindre.

Sur le plan humain, les anciens sont plus respectés, car ils sont porteurs de l'expérience, de la connaissance et de la sagesse qui ont permis à l'espèce humaine de survivre. Malgré tout, cette mémoire biologique existe et amène, le plus souvent, les parents à s'occuper en priorité de leurs enfants avant de s'occuper de leurs aïeux (surtout dans notre société). Ceux-ci peuvent ainsi se sentir, à tort ou à raison, délaissés. La mémoire animale, présente en chacun de nous, de devoir assurer notre propre futur sans aide est alors activée. Dans cette tonalité, la prise de poids est une solution inconsciente pour emmagasiner des réserves pour subvenir par nous-mêmes à nos besoins quand les temps futurs seront plus difficiles.

Le poids et la ligne du temps

D'abord, nous sommes jeunes, le futur est à nous et la découverte de l'autre sexe est ce qui nous met en émoi. L'important est de plaire. Et le drame survient chaque fois que nous n'y parvenons pas. La peur de ne pas être choisis, celle de ne pas réussir à séduire et à garder près de nous la personne de notre choix peut ouvrir le bal à des prises de poids. Dans cette période, nous sommes aussi à la recherche de notre identité. Par peur de ne pas être acceptés, nous pouvons alors grossir pour tenter inconsciemment d'imposer ce que nous sommes à nos parents, à nos amis, aux autres, et nous protéger ainsi des éventuelles attaques qui pourraient nous blesser.

Nous sommes jeunes, nous voulons séduire comme tout le monde, mais nous pouvons avoir peur d'être vus, d'être découverts et d'être mis en avant tout en le désirant au fond de nous. Nous pouvons alors être gentils et chercher ainsi à être acceptés par tout le monde avec la peur d'être rejetés. Dans cette période, nous pouvons également être dans la recherche de qui nous sommes, de notre identité. Nous pouvons donc être dans une forme de rébellion, mais sans nous sentir capables de l'afficher. Nous voulons être libres, ne pas être catalogués, échapper à toute étiquette, à toute forme d'autorité et d'influence, ce qui peut alors se manifester par une perte de poids ou une minceur.

Puis, nous sommes enfin en couple, mais le stress de ne plus être choisis et que l'autre s'en aille peut encore être présent. Nous sommes plus âgés et nous commençons à nous préoccuper de notre futur et parfois même à nous en inquiéter. « Que vais-je faire? Vais-je réussir à faire ce que je souhaite? Vais-je réussir à m'assurer une vie où je ne manquerai de rien? Vais-je avoir les moyens et les capacités de réussir et de contrôler ma vie? » Tous ces ressentis, si nous ne parvenons pas à les gérer complètement, peuvent permettre à notre légère surcharge pondérale de se maintenir ou d'augmenter.

Nous sommes en couple et nous pouvons nous y sentir enfermés. Dans le même temps, notre travail ou le choix de notre voie professionnelle peuvent également sembler nous mettre sur un chemin dont il sera difficile de sortir par la suite. Nous pouvons commencer à avoir la sensation que notre vie, que notre voie est tracée. Peuvent alors poindre un sentiment d'enfermement et la crainte de nous tromper : « Suis-je sur ma voie? Suis-je sur la bonne voie? Peut-être y en a-t-il une autre meilleure, ailleurs? Suis-je avec la bonne personne? Ai-je fait suffisamment d'expériences? J'ai peur de ne plus pouvoir rien découvrir d'autre. J'ai peur de ne plus pouvoir vivre de nouvelles choses. J'ai peur que ma vie ne soit tracée sans possibilité pour moi d'en changer ou de revenir en arrière. » Ces interrogations et ressentis peuvent dès lors déclencher une perte de poids venant inconsciemment nous permettre de nous libérer, de nous échapper pour gagner de la liberté ou pour exprimer notre désir de partir…

Et vient l'enfant. Notre vie est chamboulée par ce passage du deux au trois. Notre fibre parentale est activée. Nous nous rendons compte que nous pouvons avoir des peurs liées à une autre personne que celle que nous aimons ou nous-mêmes. Nous voulons le meilleur pour notre enfant, pouvoir tout lui donner, commencer à faire tourner notre vie autour de lui et nous sacrifier pour lui. Ainsi peut surgir une nouvelle angoisse : « Vais-je être capable de répondre correctement aux besoins et aux désirs de mon enfant ? Vais-je être capable de lui assurer un avenir idéal ? Vais-je être capable d'être un bon parent ? » Nous pouvons continuer à prendre du poids, comme pour continuer à nous adapter à cette peur et offrir inconsciemment à notre enfant des réserves sans fin dans lesquelles il pourra aller piocher en cas de nécessité.

> *Arrivée de l'enfant. Notre vie tourne autour de lui. Survient alors la peur de ne plus avoir de vie à nous, de vie sociale, de ne plus faire ce que nous voulons. Nous sommes alors dans une dualité, l'amour immense pour notre enfant tout en désirant continuer à vivre notre vie propre. Nous pouvons alors culpabiliser de ne pas nous sentir patients avec nos enfants et vouloir passer du temps sans eux tout en étant déchirés chaque fois que nous le faisons. Peut alors survenir la pensée que nous ne sommes pas de bons parents et avoir peur d'être vus comme tels. Nous sommes dans l'amour de notre enfant, mais nous ne sentons pas pleinement la fibre parentale comme elle nous est décrite par la société. « Comment vais-je faire pour vivre mes désirs et mes envies ? Comment vais-je faire pour avoir encore une vie sociale ? Suis-je un mauvais parent si je ne suis pas tourné uniquement vers mon enfant et si je souhaite avoir du temps pour moi ? » Tous ces stress peuvent nous amener à perdre du poids ou à être minces…*

Nous sommes maintenant plus mûrs et nos enfants ont grandi. Nous sommes toujours préoccupés par le futur de notre descendance. Le déclin de nos propres forces nous rappelle que nous ne pourrons plus forcément assurer longtemps leur avenir. Nous commençons donc à préparer notre retraite pour notre futur, mais aussi pour pouvoir aider nos enfants s'ils en ont besoin. En effet, devenus parents à leur tour, nos enfants se détournent de nous pour s'occuper de leur propre progéniture. Mais, s'ils peuvent être moins présents à nos côtés, ce n'est pas pour autant qu'ils n'ont plus besoin de nous. Et ils peuvent, de temps à autre, nous demander des services comme garder les petits ou les aider financièrement dans un projet. Le sentiment de solitude peut néanmoins poindre à l'horizon, accompagné de la peur d'être délaissés et de celle de voir s'éloigner, voire mourir, les gens que nous aimons. Dans ce stress, la prise de poids est comme le transposé de notre banque où nous rangeons nos économies pour les temps futurs où nous ne pourrons plus travailler. Elle vient également nous aider à attirer et à retenir près de nous les gens que nous aimons, à faire en sorte qu'ils ne partent pas. Que ce soient nos enfants, conjoints ou amis qui prennent de l'âge, ils peuvent commencer à disparaître. Enfin, notre prise de poids vient comme la réponse à une ultime crainte, celle de ne rien laisser après notre mort à ceux que nous aimons et qui sont dans le besoin.

Nous vieillissons et nos enfants sont maintenant complètement autonomes et à l'abri du besoin grâce à leur situation. Ils peuvent ne plus avoir besoin de nous du tout, pas même pour garder les petits-enfants devenus suffisamment grands pour se garder eux-mêmes. Un nouveau sentiment peut ici apparaître chez nous : celui de l'inutilité. Dans la nature, ce qui est inutile disparaît. Dans cette sensation et cette crainte de ne plus servir à rien pour personne, nous pouvons commencer à vieillir de plus en plus et de plus en plus vite ainsi que commencer à maigrir. Par peur de commencer à devenir un poids pour nos proches, nous pouvons en perdre et exprimer par là notre désir de nous « autodétruire » et de disparaître pour ne plus être un « boulet » pour les autres. C'est le transposé du sacrifice ultime qui vise à ne plus freiner nos proches afin qu'ils puissent avancer et faire leur vie.

Attention !

Ce qui précède est seulement une illustration de peurs ou de stress éventuels qui peuvent engendrer une prise ou une perte de poids au fil des étapes notre vie. Ce n'est en aucun cas une vérité générale. Rappelons encore que suivant notre capacité à nous adapter et surtout nos mémoires, nous pouvons avoir les ressentis des conflits sans pour autant provoquer le symptôme (ici, la prise ou la perte de poids). C'est uniquement quand il y a le symptôme que nous allons chercher les ressentis qui l'ont provoqué. De plus, le sous-poids et le surpoids sont deux réponses différentes aux mêmes stress. Surpoids et sous-poids sont donc les deux facettes d'une même pièce. Nous pouvons donc nous retrouver dans l'un ou dans l'autre.

Partie II

Le symbole

Aspect symbolique

Avec le symbole, nous entrons dans le monde de l'irrationnel. Le symbole est comme un tiroir dans la bibliothèque de notre cerveau. Il permet de stocker, en un minimum d'espace, un maximum d'informations. Un mot ou une image contient ainsi une multitude de renseignements, d'histoires et de représentations. Les éléments réunis dans ce tiroir sont ainsi interreliés et interchangeables et nous offrent de nouvelles pistes de réflexion sur des problématiques de notre vie.

Suivant nos croyances, nous pouvons considérer ces symboles comme des vérités ou des informations présentes dans notre inconscient collectif, donc dans l'inconscient de chacun parce que véhiculés depuis des générations, des siècles, voire des millénaires.

Surpoids et aspect étymologique

Étymologies latines

Jean-Claude Rolland rapporte, dans *Les grandes familles de mots*, qu'étymologiquement, le mot *poids* appartient à une famille issue de la racine latine *pen*. Le chef de file de cette famille est *pendere*. De cette racine découle un large échantillon de mots dérivés (champs sémantique ou lexical).

À l'instar d'une famille où tous les membres sont plus ou moins liés entre eux, les mots issus d'une même racine étymologique sont également liés entre eux dans notre inconscient.

Voici quelques branches de la famille de *poids* :

1) *Pensum*, l'étymologie de *poids*, est lié à *pendere* par *pensus*, « qui a du poids, qui a de la valeur ».

Au temps des Latins, *pensum* désignait le poids de laine à filer distribuée chaque jour aux servantes.

Prendre du poids peut donc exprimer inconsciemment le besoin d'avoir plus de laine à filer et donc le besoin d'avoir plus de travail ou de travailler plus : travailler plus pour gagner plus.

Derrière une prise de poids peut ainsi se cacher un désir de prouver que nous pouvons servir à quelque chose, être utiles et avoir une meilleure place dans la société.

Dans une autre lecture, une prise de poids peut traduire un besoin ou un désir contrarié de déléguer une corvée (ou une difficulté à le faire).

Cas de Madame I

Madame I souffre d'une prise de poids à la suite d'un changement de profession. Elle exerçait un métier depuis de nombreuses années. Celui-ci lui assurait sa sécurité financière, mais ne la satisfaisait pas du tout.

Elle a alors décidé d'en changer pour quelque chose qui lui plaisait plus.

Malheureusement, faute de clientèle, elle a du mal à gagner suffisamment d'argent pour en vivre. Ses réserves d'argent diminuent. Elle commence à avoir peur de ne pas pouvoir subvenir à ses besoins ainsi qu'à ceux de sa famille. Elle se met alors à grossir et exprime ainsi son désir de travailler plus en ramenant à elle plus de clients pour pouvoir répondre à ses besoins et à ceux des siens.

Ressentis stressants ou mémoires possibles à chercher dans notre vie ou dans notre généalogie :

- Un manque de travail.
- Un manque d'argent très important.
- « Je voudrais travailler plus ou avoir un meilleur rendement. »
- « Je n'arrive pas à faire ce que je souhaite, à vivre de ce que je souhaite. »
- « Je me sens inutile ou j'ai peur d'être vu un jour comme inutile. »
- « Je ne me sens pas considéré ou j'ai peur de ne plus l'être. »
- Mémoire de faillite.
- « Je dois toujours prouver ma valeur. »
- Mémoire d'une personne rabaissée, négligée.
- Une mise à l'épreuve.
- « Je voudrais avoir de l'influence dans la vie de l'autre. »
- « Je voudrais pouvoir influencer l'autre pour le ramener à moi. »
- « Je voudrais influencer l'autre pour le faire venir à moi. »

- Un désir de déléguer une tâche ou une corvée.
- Un besoin ou un désir d'être aidés dans une corvée, dans quelque chose de pénible pour nous (au travail, à la maison, etc.).

Quelques leçons possibles dans notre vie ou dans certaines parties de notre vie :

- Apprendre à déléguer et à ne pas toujours tout faire nous-mêmes sans exiger de l'autre qu'il le fasse.
- Apprendre à parfois faire plus d'effort dans ce qui nous tient à cœur pour réussir à obtenir ce que nous souhaitons.
- Apprendre à ne pas toujours tout faire, à ne pas toujours faire toutes les corvées ou à ne pas nous occuper uniquement des devoirs et des contraintes.
- Apprendre à nous faire aider et à demander de l'aide.
- Apprendre à ne pas toujours faire les choses à la place des autres.
- Apprendre à toujours accorder un temps pour nous où nous faisons ce qui nous tient à cœur à ce moment et où nous laissons les corvées de côté.

2) *Pendere* a donné les mots dont le radical est *pend* comme *indépendance*, *dépendance*, *pendaison*.

Par sa fonction de réservoir, la graisse exprime ceci : « Je veux répondre à tous mes besoins ainsi qu'à ceux des miens. » L'étymologie va dans la même direction et rajoute la tonalité de « vouloir être indépendant ».

La prise de poids peut donc cacher un besoin d'indépendance associé à un désir que l'autre dépende de nous afin de pouvoir le protéger. Ce désir de dépendance de l'autre peut traduire la crainte d'être délaissé ou abandonné comme déjà évoquée.

Ressentis stressants ou mémoires possibles à chercher dans notre vie ou dans notre généalogie :

- « Je veux être indépendant. »
- Une peur de perdre notre indépendance.
- Une peur de dépendre de quelqu'un ou de quelque chose.
- « Je veux que l'autre dépende de moi pour que jamais il ne m'abandonne. »
- « Je veux que l'autre dépende de moi pour le protéger. »
- Une histoire autour d'une pendaison.

Quelques leçons possibles dans notre vie ou dans certaines parties de notre vie :

- Apprendre à être indépendants.
- Apprendre à permettre à l'autre d'être indépendant, même de nous.
- Faire attention à ne pas faire en sorte de maintenir l'autre dans notre dépendance sous prétexte de prendre soin de lui.

3) *Pensare*, fréquentatif de *pendare*, va lier le poids aux mots dont le radical est *pens* comme *penser*, *pension*, *compenser*, *récompense*, *dépense, indispensable*, *suspens*, *suspension*.

Dans des temps plus anciens, *penser* était également employé avec le sens de « penser à son cheval », c'est-à-dire s'en occuper, le nourrir et le soigner. Bientôt, *penser* se transforme en *panser* avec la signification de « soigner », comme nous l'utilisons aujourd'hui.

Une prise de poids peut exprimer le besoin de prendre soin de l'autre et surtout la peur de ne pas pouvoir le faire ou de ne pas y parvenir.

Qui a été malade ? Qui a réclamé une attention particulière ? Qui aurait-on voulu réussir à soigner (enfant, conjoint, parent, etc.) ?

Dans cette tendance à chercher à nous occuper systématiquement de l'autre et à prendre soin de lui, nous devrions faire attention à ne pas nous oublier nous-mêmes et à ne pas toujours nous sacrifier pour l'autre.

Ressentis stressants ou mémoires possibles à chercher dans notre vie ou dans notre généalogie :

- « Je veux pouvoir prendre soin de l'autre. »
- « Je veux prendre soin de… (en association avec la tonalité de “là où se situe la graisse”) »
- Qui est mort d'une maladie ?
- Une maladie grave.
- Un enfant, conjoint, parent mort prématurément ou malade.
- Ne pas avoir pu nous occuper de quelqu'un ou ne pas avoir su nous occuper de quelqu'un qui en avait besoin.
- « Je veux être indispensable à ta vie. »
- Peur de ne plus être indispensables à la vie de l'autre.
- Une problématique liée à une pension, épargne, retraite, assurance.
- Mémoire de thérapeute.

Une leçon possible dans notre vie ou dans certaines parties de notre vie :

- Apprendre à prendre soin de nous-mêmes, à être doux avec nous-mêmes.

4) La racine *pen* a aussi donné, en anglais, *to spin*, « filer », et *spider*, « araignée », et en allemand, *spinnan*, « filer », et *spinster*, « fileuse, vieille fille ».

L'étymologie relie ainsi la prise de poids à l'action de filer. Prendre du poids revient à faire du fil, donc à faire des liens. Grossir peut donc devenir l'expression d'un besoin de faire des liens et d'être en contact avec une personne ou un groupe. Cela peut manifester surtout la peur de ne pas y parvenir et de se retrouver seul et isolé.

L'intelligence est la capacité de faire des liens, c'est-à-dire de lier entre eux différents éléments. La prise de poids peut donc exprimer, par extension, une dévalorisation intellectuelle avec un désir de relier, de synthétiser et de comprendre tout ce qui se passe pour y pallier.

En prenant du poids, nous sommes dans la position de l'araignée qui file sa toile. Qui voulons-nous retenir ? Qui voulons-nous attraper dans nos filets ? Qui voulons-nous prendre au piège ? Que voulons-nous attraper (amour, argent, etc.) ?

Chez les araignées, la toile permet de tapisser les terriers et de protéger les œufs et la progéniture contre tout danger. Comme la graisse, la toile filée permet aussi de conserver les aliments (avec les pistes déjà évoquées dans le chapitre sur la graisse).

Le poids peut donc évoquer un besoin de protection pour nous-mêmes ou nos enfants. La prise de poids peut traduire un manque de douceur ou un besoin que nous avons d'être coconnés.

À l'instar de l'araignée, cela peut correspondre à l'aspiration de créer un foyer, un nid douillet, où nous nous sentirions, nous et nos enfants, en sécurité et à notre aise.

Qui n'a pas pu mener à terme une grossesse ? Quel enfant a eu besoin d'une protection ?

Quel foyer a été détruit ? Quel foyer a manqué d'amour et de douceur ?

Cas de Madame F

Madame F a pris du poids au bas-ventre. Sa prise de poids correspond à la période où elle s'est mise en couple. Avant cela, Madame F avait eu de multiples relations sans jamais rencontrer son « prince charmant ».

Quand elle le rencontre enfin, elle met peu de temps avant de s'installer avec lui. Plus le temps passe et plus son désir d'enfant grandit et, en parallèle, son ventre grossit.

Dans la généalogie de Madame F, son arrière-grand-mère a fait de nombreuses fausses couches. Seul un enfant a survécu. Madame F hérite ainsi de la peur de son arrière-grand-mère : celle de perdre son enfant.

Quand son désir d'enfant se fait sentir, cette peur est donc activée. Sa prise de poids est, de ce fait, la réponse au stress de cette arrière-grand-mère. Comme le fil de l'araignée qui protège et enveloppe le foyer et l'enfant, la prise de poids remplit inconsciemment la même mission en enveloppant l'utérus et l'enfant dedans afin qu'ils soient en sécurité.

Ressentis stressants ou mémoires possibles à chercher dans notre vie ou dans notre généalogie :

- « Je veux l'attraper ou le rattraper dans mes filets. »
- « J'aimerais pouvoir retenir l'autre. »
- « Je veux éliminer l'autre de ma vie ou de celle de l'un des miens. »
- Une peur de ne pas pouvoir subvenir à nos besoins ou à ceux des nôtres.
- « Je veux protéger mes enfants de ces agressions. »
- Mémoire d'enfant ayant manqué de protection (agression, abus, etc.).
- Mémoire de multiples fausses couches.
- Un sentiment d'être perdus.
- Un besoin d'être coconnés.
- « J'ai peut-être eu une maison, mais pas de cocon. »
- La chute.
- « Je veux être sûr que l'autre ne s'éloigne pas de moi. »
- Une perte de contact mal vécue.
- « Je veux former un couple. »
- « J'ai peur de perdre mon couple. »
- Mémoires de vieilles filles ou de personnes n'ayant pas réussi à former un couple.
- L'isolement, un sentiment de solitude.
- Une dévalorisation intellectuelle.
- L'incompréhension d'un drame.
- Mémoires de tisserand.

Quelques leçons possibles dans notre vie ou dans certaines parties de notre vie :

- Apprendre à faire des liens (intellectuel, émotionnel, quotidien) avec l'autre et à les entretenir.
- Apprendre à entrer en contact.
- Apprendre à faire de notre foyer un cocon pour nous et l'autre.
- Apprendre à rendre notre environnement douillet.
- Apprendre à protéger nos enfants ou nos projets sans les étouffer.
- Apprendre à demander de l'aide pour obtenir quelque chose d'important pour nous.

Racine hébraïque

La racine hébraïque de *poids*, de *peser*, de ce qui est lourd est *kavad*.

D'après Georges Lahy, dans *La voix du corps*, *kavad* exprimera le respect et, par extension, la notion d'être digne d'honneur et digne d'être considéré avec importance.

Grossir peut ainsi revenir à résoudre un manque de considération vécu dans l'injustice. Cela peut être le désir de prouver que nous sommes dignes d'être traités avec respect et honneur, que nous sommes importants et dignes d'être considérés. La prise de poids vient ici comme la réparation d'un sentiment d'humiliation.

Qui n'a pas été respecté ? Qui a eu le sentiment de subir une injustice ? Qui a été humilié, rabaissé ?

Kavad exprime également le fait de peser lourd financièrement et de s'enrichir. Cela corrobore de la même manière les pistes déjà trouvées par la fonction même de la graisse, comme expliqué précédemment.

Cette racine offre aussi d'autres mots : *lourd*, *respect*, *nettoyer*, *gloire*, *honneur*, etc.

Ressentis stressants ou mémoires possibles à chercher dans notre vie ou dans notre généalogie :

- Une recherche de l'injustice.
- Une injustice liée à une place.
- Une injustice liée à ne pas avoir été choisis ou à ne plus avoir été choisis (amour, travail, etc.).
- Une personne dont l'honneur a été souillé.
- Qui n'a pas été honoré ?
- Une humiliation.
- Un manque de respect.
- Mémoire d'une personne souillée (mémoire de viol possible).
- Un manque d'argent.
- « Je ne me sens pas reconnu à ma juste valeur. »
- Mémoires de héros.
- Une pauvreté.
- Une pathologie liée au foie.

Quelques leçons possibles dans notre vie ou dans certaines parties de notre vie :

- Apprendre à nous respecter nous-mêmes.
- Apprendre à ne pas permettre à l'autre de nous manquer de respect sans pour autant l'agresser ou lui manquer de respect en retour.
- Apprendre à considérer ce que nous sommes, ce que nous pensons, ce que nous faisons comme digne d'importance sans pour autant en faire un dogme.

Sous-poids et aspect étymologique

Le poids et les corvées

L'étymologie du mot *poids* est *pensum*. Comme expliqué précédemment, *pensum* est le poids de laine qu'on donnait aux esclaves ou aux servantes et que ceux-ci devaient filer.

En enlevant le poids, nous enlevons inconsciemment la laine aux esclaves. Maigrir peut donc traduire le désir de ne plus travailler et, par extension, de ne plus être esclave, de sortir d'une forme de servitude pour prendre ou reprendre sa liberté.

À l'instar d'une prise de poids, la perte de poids peut venir nous parler d'un désir d'indépendance. La perte de poids peut s'avérer être le révélateur d'un besoin de nous libérer de l'emprise, de l'influence qu'a l'autre sur nous, ou sur notre cœur, ou encore sur notre vie.

Par extension, *pensum* désigne le travail, les tâches, les corvées et le devoir. Perdre du poids peut donc exprimer un désir de se soustraire à une chose vécue comme une corvée.

En prolongeant cette analyse, enlever les devoirs et les corvées de notre vie rejoint le désir ou le besoin de rester enfants, que la fonction de la graisse nous avait déjà suggéré dans la première partie.

Pend est le radical des mots *dépendance*, *indépendance* ou *pendaison*.

Le désir de liberté peut dès lors être comparé à celui de l'enfant qui cherche à échapper aux corvées et aux devoirs pour faire ce dont il a envie. Mais, l'enfant, s'il veut s'affranchir du contrôle de l'autre, ne cherche pas pour autant à être totalement indépendant. En effet, son désir d'indépendance sera surtout lié à ses plaisirs. Il souhaite que ses parents continuent à accomplir les tâches difficiles. Une peur de grandir dans une partie de notre vie peut aussi se cacher derrière une perte de poids ou un sous-poids.

Cas de Mademoiselle X

Mademoiselle X travaille dans une grosse entreprise et y a un poste important. Sa hiérarchie met une énorme pression sur elle, comme sur les autres employés, pour obtenir plus de résultats. Chaque employé est ainsi en compétition avec ses pairs.

De plus, cette entreprise a une philosophie ultra-*corporatiste* et fait en sorte que rien n'existe en dehors d'elle-même pour ses employés. Elle va même jusqu'à organiser des activités et des vacances afin que les employés ne soient qu'entre eux.

La pression est telle, pour Mademoiselle X, qu'elle pleure chaque dimanche soir à l'idée de retourner au travail. Son travail devient alors une véritable corvée. Elle a la sensation qu'elle ne peut pas avoir de vie en dehors de son entreprise.

Elle y travaille pendant quatre ans, pendant lesquels elle perdra, progressivement, jusqu'à 8 kg. Sa perte de poids exprime ainsi son besoin de reprendre sa liberté et d'échapper au contrôle que cette entreprise a sur sa vie. Elle exprime aussi son désir de ne plus faire ce travail, de ne plus vivre cette corvée et cette servitude.

Ressentis stressants ou mémoires possibles à chercher dans notre vie ou dans notre généalogie :

- « J'ai le regret ou le remords d'avoir accompli ce que je pensais être mon devoir. »
- Un devoir ingrat.
- Mémoire d'esclavage ou de personne asservie.
- Des souffrances liées au travail.
- « Mon devoir, mon travail, mes corvées m'empêchent d'être libre. »
- « Mon devoir, mon travail, mes corvées m'empêchent de faire ce que je veux. »

- Mémoire d'enfermement à cause d'un devoir.
- Qui n'a pas pu faire ce qu'il voulait à cause d'un devoir (enfant, travail, etc.) ?
- Qui a dû rester à cause d'un enfant ?
- « Je ne veux plus me soumettre. »
- Mémoire de passage d'une enfance heureuse au terrible âge adulte.
- Qui a été forcé de devenir adulte ?
- « Je ne veux plus dépendre de l'autre. »

Quelques leçons possibles dans notre vie ou dans certaines parties de notre vie :

- Apprendre à nous débarrasser sans attendre des corvées et des contraintes et à ne pas les laisser s'accumuler.
- Apprendre à sortir de l'emprise que d'autres peuvent avoir sur nous et nous autoriser à agir sans toujours attendre leur bénédiction.
- Apprendre à ne pas toujours être au service de l'autre et à être aussi à notre propre service.
- Apprendre à arrêter d'attendre qu'on nous dise de faire les choses pour commencer à les faire par nous-mêmes et à notre propre initiative.
- Apprendre à nous « indépendantiser » de l'autre (notamment, d'une autorité ou d'un parent).

Le poids et les liens

Étymologiquement, *poids* est lié à *filer* et aux *araignées*.

En enlevant le poids, nous enlevons du fil, donc du lien. La perte de poids ou la maigreur peuvent de cette manière être la manifestation d'un besoin de supprimer un fil, un lien toxique pour nous. C'est l'expression d'un besoin d'enlever une toile dans laquelle nous avons le sentiment d'être pris au piège...

Cas de Mademoiselle A ayant maigri au cours d'une relation

Mademoiselle A sort avec un homme marié. Il lui raconte de belles histoires et lui fait croire qu'il pourrait rompre avec sa femme et venir vivre avec elle. Amoureuse, elle veut y croire et y arrive pendant un an, deux ans, trois ans… Après plusieurs années, elle est obligée de se rendre à l'évidence qu'il ne fera rien et qu'il se moque d'elle.

Elle sait, alors, que ce qu'il y a de mieux pour elle est de rompre avec lui, mais, amoureuse et sous son charme, elle n'arrive pas à s'y résoudre.

Elle commence alors à maigrir énormément, traduisant ainsi son besoin de se libérer de l'emprise qu'il a sur elle, de sortir de la dépendance dans laquelle elle est par rapport à lui. En fait, sa perte de poids vient traduire son désir de couper le fil, le lien qui l'unit à lui, mais ne parvenant pas à le faire dans sa vie, elle le fait, inconsciemment, dans son corps par sa perte de poids.

Ressentis stressants ou mémoires possibles à chercher dans notre vie ou dans notre généalogie :

- Une peur de nous faire attraper.
- Une peur d'être enfermés.
- Une peur de nous faire piéger.
- Mémoire d'évadé.
- Mémoire d'une personne ayant dû rester en couple à cause d'un enfant, par exemple.
- Qui a eu la sensation de se faire piéger ?
- L'équation : couple = piège.
- L'équation : couple = malheur.
- Un lien toxique (amour, travail, famille, ami, drogue, etc.).
- « Je voudrais me libérer de ce couple, mais je n'y parviens pas. »
- « J'aimerais me libérer de ce lien qui m'empêche de vivre. »
- Un deuil non fait d'une personne ou d'un couple dans la tonalité de « je voudrais pouvoir l'oublier, mais je n'y arrive pas ».

- « Je voudrais enlever l'influence que l'autre a sur moi. »
- « Je voudrais enlever le contrôle que l'autre a sur moi. »

Quelques leçons possibles dans notre vie ou dans certaines parties de notre vie :

- Apprendre à nous libérer et à couper des liens toxiques ou devenus comme tels pour nous.
- Apprendre à nous libérer de personnes ou de structures toxiques pour nous.
- Apprendre à ne pas rester dans des situations ou avec des personnes qui ne nous conviennent pas ou qui nous font mal.

Surpoids et aspect mythologique

Parce que véhiculée depuis des milliers d'années, la mythologie fait partie de notre inconscient collectif. Elle nous apporte, par les liens qu'elle effectue, des clés possibles pour comprendre nos problématiques.

Alors que l'étymologie a lié le poids à l'action de filer et aux araignées, la mythologie associe l'action de filer à Athéna, déesse de cette discipline, et surtout aux Moires, qui distribuent à chacun ce qui lui est dû.

Le poids et les Moires

Dans la mythologie, la Moire Clotho tient le fil de la destinée humaine. Son prénom signifie « filer ».

Comme l'explique Nathalie Limauge, les Moires (ou les Parques chez les Latins) sont trois sœurs. Elles sont comme les trois facettes d'une unique « Moïra[4] ». Les Moires n'ont pas de père et elles représentent la loi tant pour les hommes que pour les dieux. Elles sont comme le destin implacable donnant à chacun la part de bonheur et de malheur qui lui est due, même les dieux se soumettent à leurs décrets et ceux qui vont contre elles et leurs arrêts subissent une vengeance implacable.

La prise de poids nous place symboliquement dans la position d'une Moire, maîtresse de la destinée de l'autre.

Grossir peut ainsi cacher un besoin de contrôler la destinée de l'autre, d'en contrôler la vie. Dans cette tonalité, le désir de contrôler l'autre ne part pas forcément d'une intention égoïste, bien qu'il vienne pour soigner l'une de nos blessures. C'est simplement la traduction du sentiment, à tort

4. Conception grecque du destin.

ou à raison, de savoir ce qui est juste pour l'autre, de savoir ce qui est bon ou ce qui est mieux pour lui afin de le protéger et qu'il puisse être heureux. Grossir peut traduire ainsi la peur que l'autre n'aille pas dans la direction que nous pensons être la meilleure pour lui.

Nous pouvons retrouver ce sentiment dans un couple, dans une entreprise, mais aussi dans la relation parent-enfant.

En voyant leurs enfants chercher leur voie et faire leurs expériences, certains parents peuvent avoir peur qu'ils se trompent et qu'ils empruntent un mauvais chemin. Persuadés, à tort ou à raison, de savoir ce qui est bon ou non pour leur progéniture et si désireux de les voir heureux, ils peuvent alors chercher à régenter et à contrôler leur vie (sans forcément y parvenir). Au lieu de voir les erreurs de leurs enfants comme un rituel initiatique pour l'accomplissement de leurs expériences et la construction de leur propre voie, ces parents peuvent vivre ces faux pas comme une validation de leur sentiment de savoir ce que leurs enfants doivent vivre ou non. Leur motivation est de leur éviter de souffrir et de les protéger des vicissitudes de la vie. Devant cela, l'enfant ne peut que se soumettre à cette emprise ou tenter de s'en extraire.

La prise de poids peut être la manifestation de notre besoin de régenter la vie de notre enfant ou de quelqu'un que nous aimons, au lieu de juste l'accompagner sur sa voie.

Il arrive aussi que ce sentiment surgisse lorsqu'une personne que nous aimons s'éloigne de nous, par exemple lors d'une rupture sentimentale ou lorsque les enfants quittent le foyer.

La prise de poids peut alors venir exprimer notre désir de changer le destin et de prendre le contrôle de la destinée de l'autre pour l'empêcher de nous quitter ou de s'éloigner de nous.

Cas de Madame O et de sa fille, Mademoiselle T

Madame O n'est plus avec le père de Mademoiselle T. Celui-ci n'est pas du tout présent. Madame O doit donc remplir, auprès de son enfant, tous les rôles.

Dans la généalogie, la grand-mère de Madame O voit sa fille (la mère de Madame O) fuir le domicile familial pour se mettre en couple avec un « mauvais garçon ». Inquiète pour sa fille, cette grand-mère cherche, en vain, à la retenir.

Toute sa vie, Madame O a été plutôt mince, exprimant la mémoire de sa mère qui doit fuir le domicile parental pour parvenir à faire sa vie. Quand elle devient mère à son tour, Madame O active alors la mémoire de sa grand-mère et commence à prendre un peu de poids.

Plus Mademoiselle T grandit, plus elle régente sa vie, allant même jusqu'à lui dire comment s'habiller, alors qu'elle a plus de 25 ans. Plus sa fille grandit, plus le stress grandit et plus elle grossit, manifestant ainsi la peur de sa grand-mère de ne pas savoir comment garder sa fille auprès d'elle pour qu'elle suive la « bonne » route.

De son côté, Mademoiselle T sera plutôt mince, voire maigre. Elle répète ainsi le schéma familial qui demande inconsciemment à la fille de tout faire pour échapper au contrôle et à l'influence de sa mère pour pouvoir exister et vivre sa vie.

Ressentis stressants ou mémoires possibles à chercher dans notre vie ou dans notre généalogie :

- « J'aimerais, sans y parvenir, changer le cours de ma vie. »
- « J'aimerais avoir le contrôle dans ma vie. »
- « J'aimerais que l'autre fasse ce que je souhaite sans que j'aie à le lui dire. »
- Une difficulté à changer ou à faire changer l'autre (travail, amour, etc.).
- « J'aimerais pouvoir influencer la vie de l'autre pour le protéger (amour, enfant, famille, travail, etc.). »
- « J'aimerais pouvoir influencer la vie de l'autre pour le ramener à moi (amour, enfant, famille, travail, etc.). »
- « J'aimerais avoir de l'influence dans mon travail. »
- Une erreur fatale ayant entraîné un drame.
- Un désir de vengeance.
- Un conseil non écouté ayant été suivi d'un drame.
- Mémoire d'absence de père.
- Des parents abusifs.

- Une autorité abusive.
- Qui a vu une personne qu'il aimait aller dans une mauvaise direction sans pouvoir rien faire ?
- Un drame parce que nos conseils n'ont pas été entendus (travail, amour, etc.).
- Des troubles ou des doutes autour d'une naissance.
- Un drame lié à la difficulté de faire un enfant. (*A maxima*, mémoire d'infertilité ou de stérilité)

Quelques leçons possibles dans notre vie ou dans certaines parties de notre vie :

- Apprendre à ne pas toujours chercher à contrôler ou à gérer la vie de l'autre pour nous occuper plus de la nôtre (de ce que nous voudrions changer dans la nôtre).
- Apprendre à ne pas nous occuper de ce que font ou de ce que pensent les autres pour nous occuper de nos actions et de nos pensées.

Le poids et Arachné

Comme nous l'avons vu dans le chapitre sur l'étymologie, le poids a un lien avec l'action de filer, avec les araignées, mais aussi avec la pendaison.

Un autre mythe, regroupant toutes ces notions, peut alors être utilisé pour comprendre le poids : le mythe d'Arachné.

Arachné était une mortelle très douée dans l'art de tisser, au point de se sentir meilleure qu'Athéna, déesse de cette discipline. Celle-ci, agacée par la prétention de cette mortelle, l'invita, en se métamorphosant en petite vieille, à plus de modestie. Devant son refus, un concours fut organisé pour déterminer laquelle était la meilleure. Les œuvres finies, celle d'Arachné fut déclarée la plus belle. Furieuse, Athéna détruisit l'œuvre d'Arachné. Cette dernière alla se réfugier chez elle pour se pendre. Quand Athéna vit son corps suspendu, elle la sauva, mais la transforma en araignée condamnée à filer et à tisser jusqu'à la fin des temps.

Symboliquement, prendre du poids revient à nous métamorphoser en araignée. C'est comme si nous nous transformions en Arachné. À l'instar d'elle, cette transformation nous sauve donc inconsciemment la vie. Grossir peut alors être perçu comme la manifestation d'un désir de nous rebeller et d'affronter en plein jour une autorité. C'est comme si nous cherchions inconsciemment à prouver notre valeur et à être reconnus aux yeux du monde.

Arachné, s'étant moquée des dieux et ayant défié Athéna par sa prétention, peut révéler chez une personne prenant du poids un désir de supplanter et de détrôner une autorité ou peut révéler un drame lié aux conséquences d'un affrontement avec une autorité.

Ça peut être révélateur aussi d'un besoin de prendre sa place et d'y être reconnu. Il peut donc y être associé une non-reconnaissance, voire un mépris de la hiérarchie.

La prise de poids peut être révélatrice d'une forme de frustration, celle d'avoir le sentiment de notre valeur sans pour autant pouvoir la montrer sans danger. C'est la mémoire d'un désir de vouloir prouver aux yeux du monde notre valeur, ce que nous pensons être juste sans parvenir à le faire ou sans oser le faire par peur d'être rejetés, humiliés, voire tués.

Nous sommes alors dans un désir-refus de nous montrer, de montrer qui nous sommes avec une crainte associée d'être rejetés ou de souffrir par l'autre.

Cas de Monsieur Y

Monsieur Y met à jour un nouveau concept dans sa spécialité. Persuadé qu'il a fait une grande trouvaille, il cherche à la partager avec le monde. Aussitôt ce concept dévoilé, ses confrères faisant autorité en la matière lui tombent dessus et le traînent dans la boue.

Sincère dans sa démarche, il ne comprend pas pourquoi il est attaqué de toutes parts. Il cherchera alors à prouver au grand jour que sa théorie est digne d'intérêt.

Il prend du poids, manifestant ainsi son combat contre l'autorité. Il grossit, révélant par là son désir de prouver au monde la valeur de son concept ainsi que sa peur d'être systématiquement attaqué pour cela. Il devient inconsciemment comme Arachné. Sa prise de poids devient l'adaptation inconsciente à son sentiment d'injustice quant à cette situation.

Ressentis stressants ou mémoires possibles à chercher dans notre vie ou dans notre généalogie :

- « Je veux montrer que je suis mieux que l'autre. »
- « On m'empêche d'exprimer ma valeur, ma croyance, ma certitude. »
- Une personne rejetée ou attaquée pour sa croyance, sa certitude, sa vérité, etc.
- « Je ne peux montrer qui je suis sans me faire rabaisser. »
- « Ma place n'est pas ici, mais plus haut. »
- Une rivalité (amour, fratrie, travail, etc.).
- Une lutte pour un territoire.
- Une injustice subie.
- Une humiliation.
- Une punition pour nous être rebellés.
- Une rébellion à l'autorité au grand jour.
- L'équation : reconnaissance = danger.
- Un parent rabaissant un enfant.
- Un affrontement de l'autorité.
- Un orgueil menant à un drame.
- « Je sais que je suis meilleur que l'autorité, mais j'ai peur de la sanction si je le montre. »
- Un drame lié à une pendaison.
- Le fait d'être rejetés, humiliés pour ce que nous pensons être notre qualité.

Quelques leçons possibles dans notre vie ou dans certaines parties de notre vie :

- Apprendre à montrer notre valeur sans chercher à écraser ou à défier l'autre.

- Apprendre à faire attention à ne pas écraser l'autre (voire à l'humilier) par notre connaissance, notre savoir ou quelque chose que nous possédons.
- Apprendre à montrer notre valeur humblement, mais sans nous dévaloriser non plus.
- Faire attention à ne pas masquer notre dévalorisation par de l'orgueil.
- Apprendre à contrôler notre orgueil pour montrer notre valeur.

Sous-poids et aspect mythologique

Le poids et les Moires

À la lecture de l'histoire des Moires qui sont, dans la mythologie, les maîtresses de notre destinée, perdre du poids ou être en sous-poids revient à enlever le fil de la destinée.

Maigrir peut devenir l'expression d'un désir d'échapper ou de changer notre destin.

La peur sous-jacente peut alors être que quelqu'un nous impose, nous influence ou nous dicte un destin autre que celui que nous imaginons, mais aussi qu'on puisse nous influencer sans même que nous nous en rendions compte.

À quelle fatalité voulons-nous échapper? Y a-t-il quelqu'un dans la famille qui est sorti ou qui a rêvé sortir de sa condition (sociale, amoureuse, etc.)? Y a-t-il quelqu'un qu'on a forcé à se marier, à emprunter une carrière ou à vivre une vie qu'il ne voulait pas?

Nous sentir enfermés sur une voie ou dans un mode de pensée devient dans cette perspective insupportable. La perte de poids devient la manifestation de notre besoin de pouvoir changer de voie, de pensée ou de vie quand cela nous plaît. Par peur de tomber dans le contrôle de l'autre, la personne en sous-poids peut de cette manière passer son temps à fuir l'autre au lieu de vivre sa vie.

La perte de poids nous révèle aussi un désir d'échapper aux foudres de l'autre et à sa vengeance.

Y a-t-il eu des fautes commises dans la généalogie? Nous sentons-nous coupables de quelque chose?

Ressentis stressants ou mémoires possibles à chercher dans notre vie ou dans notre généalogie :

- « Je veux me libérer de l'influence que l'autre a sur moi. »
- Un stress de devoir faire quelque chose que nous ne voulons pas faire.
- Des fautes ayant entraîné un drame.
- Une erreur fatale vécue comme une faute.
- Un changement de condition sociale.
- « Je veux me libérer de ma condition (amoureuse, sociale, etc.). »
- « Je veux me libérer de cette fatalité. »

Quelques leçons possibles dans notre vie ou dans certaines parties de notre vie :

- Apprendre à prendre en main notre destinée, à oser agir pour changer notre destin.
- Apprendre à nous prendre en main et à faire les choses par nous-mêmes, y compris, parfois, les contraintes et corvées.
- Apprendre à nous autoriser à changer de voie si celle où nous sommes ne nous convient plus.

Le poids et Arachné

Par le mythe d'Arachné, maigrir revient à enlever à Arachné sa condition d'araignée. C'est comme si nous cherchions à revenir en arrière pour éviter d'avoir à affronter l'autorité ou pour nous protéger d'elle.

En étant maigres, nous parlons de l'obligation inconsciente de cacher qui nous sommes pour ne pas être en danger. Nous sommes alors dans une forme de fuite, une tentative d'échapper à l'autorité sans avoir à l'affronter.

La perte de poids traduit également un désir de remonter le temps, de revenir en arrière pour éviter une catastrophe, pour nous sortir d'une sale situation ou pour nous soustraire à l'influence et au pouvoir que quelqu'un a sur nous. Nous pouvons y associer la peur que cela soit trop tard.

Ce mythe peut révéler, chez la personne en sous-poids, une difficulté à prendre des décisions par peur de faire le mauvais choix et surtout par peur de ne pas pouvoir revenir en arrière pour le corriger.

Ressentis stressants ou mémoires possibles à chercher dans notre vie ou dans notre généalogie :

- Un affrontement ayant eu une conséquence dramatique.
- Un regret d'avoir affronté une autorité.
- « Je dois cacher mes compétences pour ne pas être détruit. »
- « Je dois cacher ce que je suis pour éviter d'être en danger. »
- « Ce que je suis est dangereux. »
- « Je dois rester à cette place qui ne me convient pas pour ne pas subir les foudres de l'autre. »
- « J'ai peur d'être influencé négativement sans pouvoir revenir en arrière. »
- « J'ai peur de prendre une mauvaise décision sans pouvoir revenir en arrière. »
- Un regret sans pouvoir revenir dessus.

Quelques leçons possibles dans notre vie ou dans certaines parties de notre vie :

- Apprendre à parfois regarder en arrière, sans y rester bloqués.
- Apprendre à ne pas toujours nous rebeller, à ne pas toujours aller à contre-courant.
- Apprendre à nous autoriser à revenir sur une action ou une parole, à nous autoriser à changer d'avis.
- Apprendre à ne pas toujours remettre en cause ou à défier les règles ou l'autorité.
- Apprendre à parfois prendre un temps, à respirer avant de réagir ou de répondre quand quelque chose nous touche ou nous emballe.

La numérologie du poids (surpoids et sous-poids)

Jusqu'à présent, nous avons vu les ressentis et les conflits qui peuvent engendrer, en réponse d'adaptation, une prise ou une perte de poids. Ces ressentis, s'ils peuvent être communs à tous, s'inscriront dans une histoire qui est propre à chacun.

L'interprétation de la valeur de notre poids (que nous voulions en perdre ou en prendre) peut alors nous apporter des informations et des sous-tonalités qui nous seront propres.

Comme tout ce qui est sujet à interprétation, il n'y en a pas qu'une seule possible, mais une multitude pour un poids donné.

En fonction des symboliques ou des grilles de lecture utilisées, de nouvelles significations peuvent voir le jour, et c'est à chacun de dire laquelle résonnera dans sa propre vie.

Nous sommes dans une interprétation symbolique, donc irrationnelle, qui n'a rien de scientifique. Cependant, ce n'est pas parce que ce n'est pas scientifique que cela ne peut pas résonner et avoir un impact concret dans notre vie pour nous aider à avancer.

Notre cerveau utilise le symbole comme un tiroir permettant des raccourcis entre les différents éléments qu'il contient. Cela facilite ainsi le traitement et l'enregistrement des informations nécessaires à notre survie.

Un stress lié à un élément du tiroir peut donc avoir un impact sur un autre élément du même tiroir, même si, en apparence, il semble n'y avoir aucun lien entre eux.

Des chiffres et des lettres

Dans les langues anciennes, comme l'hébreu ou l'arabe, chaque lettre possède une valeur numérique. Le *A*, *aleph*, en hébreu, a une valeur numérique de 1. Le *B*, *beth*, en hébreu, a une valeur numérique de 2, etc.

De cette manière, chaque mot a un poids numérique composé de la somme des valeurs de chaque lettre. Dans ce système, un mot peut donc s'écrire en lettres ou en nombres. Quand deux mots ont le même poids numérique, ils sont comme identiques dans l'inconscient, donc liés et interchangeables. Cette particularité permet à des personnes qui étudient les textes sacrés de trouver de nouvelles significations à ces textes ou à ces mots.

À l'origine, les langues n'étaient que parlées. Lors de l'apparition de l'écriture, l'homme a nommé chaque lettre et chaque son par un mot commençant par ce même son.

Par exemple, la lettre *B* vient de la lettre *beth*, en hébreu, qui veut dire « maison ». Ainsi, la lettre *B* va parler d'histoire en lien avec la maison, le foyer et, par extension, de l'utérus, notre première maison.

Dans ce système, la valeur de notre poids peut être traduite en lettres ou en mots. Un poids, donc un mot, peut ainsi offrir de multiples histoires ou significations.

Le but est alors de comprendre ce qu'entend ou ce qu'exprime, inconsciemment, notre cerveau quand nous disons ou ressassons en nous :

- « Je pèse X kilos (ou livres). »
- « Je veux perdre ou prendre X kilos (ou livres). »

Nous sommes tous uniques, et la valeur du poids nous permettra d'affiner et de personnaliser les messages que nous envoie notre poids.

En écoutant ce que nous nous disons à nous-mêmes, quand nous ressassons notre problématique, nous pouvons envisager deux grandes manières d'interpréter la valeur de notre poids :

- « Je veux passer d'un poids P à un poids P'. »
- « Je veux perdre ou prendre X kilos (ou livres). »

Attention !

Il est important de comprendre qu'interpréter notre poids, quand il ne nous pose pas de problème, n'a aucun intérêt en soi. L'interprétation d'un poids ne doit se faire que si celui-ci est problématique…

Ensuite, si la problématique de poids est faible, c'est que le conflit qui l'a provoquée l'est également ou qu'il a été bien géré dans sa plus grande partie.

Dans ce travail, peu importe si notre poids est en kilos ou en livres. C'est ce que notre cerveau entend et exprime qui comptera, donc le nombre en lui-même.

Vouloir passer d'un poids P à un poids P'

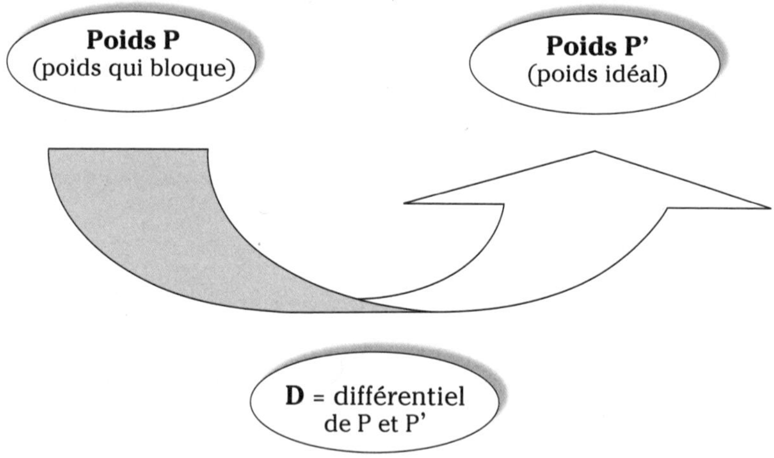

P = Poids où nous sommes bloqués

Si je pèse un poids P, c'est qu'inconsciemment, mon cerveau estime que j'en ai besoin pour survivre, que ce poids P répond à mes besoins.

S'il est problématique, ce poids P vient donc pour résoudre et répondre, toujours sur le plan inconscient, à un conflit de notre vie ou de celle d'un membre de notre famille. P peut donc représenter :

- Ce que nous devons inconsciemment vivre pour être en vie.

- Le conflit familial ou personnel auquel nous nous adaptons, celui que nous cherchons inconsciemment à résoudre.
- Ce que nous avons à comprendre.

C'est donc plus une interprétation « négative », « bloquante » du nombre.

À noter : la leçon de ce blocage pourra être intéressante à chercher dans un deuxième temps. Nous interpréterons alors ce même nombre de manière « neutre », voire « positive ».

P' = Poids que nous voulons atteindre, poids idéal

Si nous rêvons d'un poids P', mais que nous n'y sommes pas, c'est qu'inconsciemment, nous rêvons de mettre en place son transposé dans notre vie sans réussir à le faire. P' peut donc représenter :

- Ce que nous (ou un membre de notre généalogie) avons rêvé de vivre sans pouvoir le réaliser.
- Ce que nous voulons ou devons mettre en place dans notre vie pour nous sentir bien.

C'est donc plus une interprétation positive ou neutre du nombre.

D = Valeur différentielle entre P et P'

La différence entre P et P' est donc, inconsciemment, ce qu'il faut enlever (ou rajouter) dans notre vie pour sortir du conflit, pour commencer à réaliser ce que nous voulons vivre et pour concrétiser notre rêve. D représente donc :

- Ce que nous devons enlever (ou ajouter) pour passer de P à P' afin de pouvoir vivre notre rêve.
- Dans ce système, c'est la leçon à apprendre, une forme de « comment » qui nous permettrait de passer de l'un à l'autre.

L'interprétation de l'ensemble nous donnera, ainsi, une idée plus « personnalisée » des conflits et des sous-tonalités qui peuvent nous bloquer.

Quand nous cherchons à perdre ou à prendre du poids, nous pouvons bloquer à un poids, puis à un autre, avant de réussir à atteindre notre poids idéal. Chaque palier où nous bloquons nous racontera ainsi une mémoire ou une tonalité à travailler pour avancer.

Cas de Mademoiselle C

Mademoiselle C n'arrive pas à descendre sous 97 kg. Son poids idéal, à ses yeux, serait 75 kg.

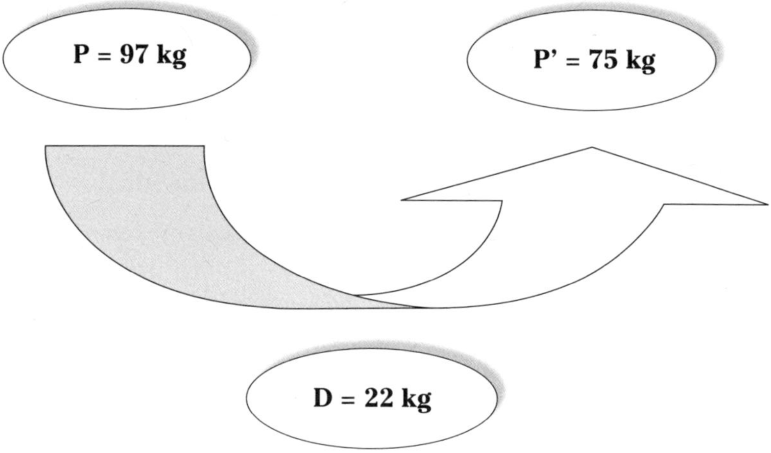

Le nombre 97 représente donc sa mémoire familiale ou le conflit qui la bloque.

97 : 9 + 7 = 16. Cela parle, entre autres, de ce qui suit :

- D'un stress lié à être vu.
- D'une peur d'être surpris.
- D'un foyer.

90 et 7 peuvent parler, entre autres, de ce qui suit :

- Un mensonge en lien avec un amant, un amant caché ou un amant qui nous cache.
- Un fils caché.
- La peur que l'autre s'en aille, la crainte qu'il aille voir ailleurs en cachette.
- Un sentiment d'être caché dans la vie de l'autre, d'être important dans sa vie, mais sans en faire concrètement partie (particulièrement dans la vie d'un homme).

Le nombre 75 représente donc le rêve familial qui n'a pas pu être vécu, ce que rêve de vivre la famille, ce qu'on rêve de vivre pour être bien.

75 : 7 + 5 = 12. Cela peut parler, entre autres, de ce qui suit :

- L'enfant.
- L'opposition ou le fait d'aller à contre-courant.

70 et 5 peuvent parler, entre autres, de ce qui suit :

- Mariage dans une église, union officielle.
- Vouloir fonder une famille.
- Vouloir être vu par son homme, ne l'avoir que pour nous et être le centre de son attention.
- Mettre de la légèreté entre lui et nous et dans sa vie.
- Avoir l'autorisation, la bénédiction d'un papa.
- Vouloir exprimer et assumer publiquement ce en quoi nous croyons, nos convictions.

Après évocation de ces pistes, nous avons retrouvé, dans la généalogie de Mademoiselle C, l'histoire suivante.

Une femme sort avec un homme. Celui-ci est magrébin, ce qui est très mal vu à l'époque dans cette famille. C'est pourquoi elle n'en parle à personne. Elle a donc un amant caché. La relation continue et elle tombe enceinte de lui. Elle le vit comme un véritable drame, mais également comme un grand bonheur, puisqu'elle a des sentiments pour cet homme. Son amant prend ses responsabilités et la demande en mariage, mais elle fait marche arrière et fuit en refusant sa proposition par peur de la réaction de ses parents. Elle a donc un enfant toute seule avec cet amant qui s'occupe, en cachette, d'elle et de l'enfant. Mais, la vie continuant, celui-ci se marie avec une autre femme et fonde une famille avec elle. Il s'occupe, néanmoins, toujours secrètement de son premier fils. Mademoiselle C devient donc cachée dans la vie de cet homme et lui est caché dans la sienne (nous sommes donc bien dans la symbolique bloquante du 97).

Le drame de la vie de l'ancêtre de Mademoiselle C est de ne pas avoir eu la bénédiction de son père pour cette union et d'avoir refusé le mariage avec son amant par crainte de la réaction des autres.

De plus, elle devient « vieille fille » et tombe dans le regret de ne pas avoir osé s'opposer et imposer son désir à ses parents et à sa famille par peur de leur réaction (elle rêve donc bien de la symbolique positive du 75).

De son côté, Mademoiselle C, dans sa vie, est en lien avec cette mémoire et reproduit le schéma de cette femme. Elle est toujours dans des relations où elle est importante, voire centrale dans la vie de l'homme, sans en faire partie officiellement aux yeux de tout le monde. Elle n'a donc pas de place concrète auprès de l'autre et a toujours le stress qu'il aille voir ailleurs, qu'il « fonde un deuxième foyer » (symbolique bloquante du 97). Elle est toujours dans le stress qu'il ne la regarde plus. Elle ne rêve que d'une chose : être le centre de son attention.

Elle a aussi la peur de finir « vieille fille ». De plus, elle a l'obsession de ne faire un enfant qu'une fois mariée. Elle exprime donc par son surpoids :

- Son rêve et son désir d'être capable d'imposer aux autres ce en quoi elle croit ou ce qu'elle veut (solution aux conflits bloquants du 97).
- Son rêve de garder son homme près d'elle et de l'empêcher d'aller voir ailleurs ou de s'éloigner d'elle (solution aux conflits bloquants du 97).
- Son rêve d'avoir la bénédiction du père pour faire ce qu'elle souhaite ou d'oser aller à contre-courant des opinions du clan (du père, en particulier), si elle ne l'a pas.
- Son rêve, comme, d'ailleurs, celui de son ancêtre, est de s'unir avec son amant pour faire un foyer avec lui et qu'il devienne officiellement le père de son enfant (réalisation de la symbolique positive du 75).
- Son rêve d'être « officielle » et d'avoir une place dans la vie de quelqu'un (réalisation de la symbolique positive du 75).
- Son rêve d'avoir la bénédiction du monde pour s'unir.

Pour l'aider à sortir de ces conflits, il faut passer du 97 au 75, c'est-à-dire enlever 22, donc apprendre à enlever la symbolique du 22 dans sa vie. C'est alors comme si elle devait :

- Apprendre à enlever la fuite, à apprendre à ne pas toujours fuir dans sa vie quand elle veut quelque chose d'important pour elle.
- Apprendre à se « battre » pour obtenir ou conserver ce qu'elle veut ou ce qu'elle aime (ce qui est intéressant, puisque c'est la femme qui a refusé l'union et non l'amant dans l'histoire familiale).

- Apprendre à ne pas toujours être entre deux lieux ou entre deux personnes (enlever le double foyer).
- Apprendre à se positionner, à prendre sa place dans le monde, à affirmer qui elle est et ce qu'elle veut.
- Apprendre à marquer son territoire.
- Apprendre à arrêter de refuser sa place ou de la céder systématiquement à l'autre (dans l'histoire familiale, nous retrouvons ce double foyer problématique, mais dans son histoire propre, elle est toujours entre deux lieux, deux lieux de travail, deux maisons, deux régions, etc.).

« Je veux passer d'un poids P à un poids P'. »

P = Poids où nous sommes bloqués :

- Ce que nous devons inconsciemment vivre pour être en vie.
- Le conflit familial ou personnel auquel nous nous adaptons, celui que nous cherchons à résoudre.
- Ce que nous avons à comprendre.

C'est donc plus une interprétation négative du nombre.

P' = Poids que nous voulons atteindre :

- Ce que nous (ou un membre de notre généalogie) avons rêvé de vivre sans pouvoir le réaliser.
- Ce que nous voulons mettre en place dans notre vie pour nous sentir bien.

C'est donc plus une interprétation positive ou neutre du nombre.

D = Valeur différentielle entre P et P' :

- Ce que nous devons enlever ou ajouter pour passer de P à P' afin de pouvoir vivre notre rêve.
- Dans ce système, c'est la leçon à apprendre, une forme de « comment » pour passer de l'un à l'autre.

Vouloir enlever ou prendre X kg

Cette deuxième manière d'envisager la numérologie de notre poids s'intéresse uniquement aux nombres de kilos ou de livres que nous voulons perdre ou prendre. Elle est faite pour être plus rapide. Elle donne moins d'éléments et est moins précise que la première, mais elle permet, malgré tout, d'apporter de belles pistes de réflexion pour avancer.

Si nous avons du poids en plus ou du poids en moins, c'est que notre cerveau estime, inconsciemment, que c'est ce qu'il y a de mieux pour nous.

Le fait que nous ayons le désir d'enlever ou de rajouter du poids sans y parvenir de manière naturelle montre donc une dualité entre ce qui suit :

- les besoins inconscients de notre corps pour survivre ou pour s'adapter à un stress, et ;
- le rêve de notre cerveau de vivre quelque chose qui n'a pas pu être réalisé (dans notre vie ou dans notre famille).

La valeur du poids que nous souhaitons enlever ou rajouter traduit donc les « idées folles », c'est-à-dire les ordres, inconscients et contraires, que nous pouvons recevoir de notre généalogie pour être en vie.

En effet, inconsciemment, nous devons à la fois répéter et résoudre les drames de notre généalogie pour les raisons suivantes :

- Les répéter parce qu'inconsciemment, nous existons grâce à eux.
- Les résoudre parce qu'ils peuvent être source de danger et que notre généalogie a rêvé de le faire sans y parvenir.

Comme nous l'avons déjà vu, le surpoids et le sous-poids sont les deux facettes d'une même pièce, ce sont deux réactions différentes à un même conflit.

« **Je veux enlever (ou prendre) X kilos (ou livres)** », **revient donc** à **vouloir remplacer le négatif de la valeur du poids qu'on veut enlever (ou ajouter) par le positif de cette valeur.**

Première grille d'interprétation

« Je veux enlever X kilos (ou livres). »

- Les X kilos ou livres en trop expriment ceci : « J'ai besoin du positif de X pour me protéger et éloigner le négatif de X (ou mettre une barrière entre moi et le négatif de X). »

– « Je veux enlever ces X kilos (ou livres) » exprime : « Je rêve de fuir, de me libérer du négatif de X en l'enlevant, en le supprimant de ma vie. »

« Je veux prendre X kilos (ou livres). »

– Les X kilos ou livres en moins expriment ceci : « J'ai besoin de me libérer, de fuir, de me protéger du négatif de X dans ma vie. »

– « Je veux rajouter ces X kilos (ou livres) » exprime : « Je rêve d'être ou d'avoir le positif de X dans ma vie. »

ou

« Je rêve de m'éloigner du négatif de X en rajoutant le positif de X dans ma vie. »

ou

« Je rêve de fuir le négatif de X pour trouver le positif de X dans ma vie. »

- Le négatif de X = le conflit personnel ou familial dont nous cherchons à nous protéger et auquel nous tentons de nous adapter inconsciemment.
- Le positif de X = ce que nous rêverions de vivre à la place ou ce qu'un membre de notre généalogie a rêvé de mettre en place et de vivre, sans forcément y parvenir.

Deuxième grille d'interprétation

Une autre manière d'interpréter le poids que nous voulons enlever ou rajouter est : « **Je rêve de vivre le positif de X, mais, si j'y parviens, j'ai peur de vivre dans le même temps, le négatif de X, donc je m'en protège.** »

– Si nous sommes en surcharge pondérale en l'enfermant derrière une barrière de graisse.

– Si nous sommes en sous-poids en le fuyant et en l'enlevant de notre poids.

Par exemple, prenons une personne à qui il manque 4 kg (ou lb) et une personne ayant 4 kg (ou lb) en trop.

Symboliquement, le 4 peut se rapporter, entre autres, à l'arcane IIII[5], l'Empereur, dans le tarot de Marseille.

5. Dans le Tarot de Marseille, le 4 s'écrit IIII et non IV comme en chiffres romains.

Le conflit commun aux deux personnes, dans leurs mémoires familiales ou leur vie, est alors le négatif du 4, un homme tyrannique pouvant avoir agressé et forcé quelqu'un à faire des choses non désirées. L'une des questions du 4 peut alors être : « Qui t'agresse? »

Les 4 kg (ou lb) en trop, qu'une personne rêve de perdre, peuvent exprimer :

Première grille d'interprétation

« Je dois me protéger, mettre une barrière entre moi et ce tyran, entre moi et quelqu'un qui m'agresse. J'aimerais que quelqu'un prenne ma défense et me protège ou j'aimerais avoir moi-même l'autorité et la force suffisante pour le faire. »

Deuxième grille d'interprétation

« Je rêve d'être comme un homme fort et puissant ou d'en avoir un dans ma vie, mais j'ai peur de devenir un tyran et de faire du mal ou d'attirer à moi quelqu'un qui contrôle ma vie et m'enferme. »

Les 4 kg (ou lb) en moins, qu'une personne rêve de prendre, peuvent exprimer :

Première grille d'interprétation

« Je dois fuir ce tyran, cette personne qui m'agresse, mais je rêverais d'être assez fort pour pouvoir l'intimider et l'éloigner de moi, ou des miens, ou que quelqu'un me protège. »

Deuxième grille d'interprétation

« J'aimerais être un héros, un mâle dominant ou en avoir un dans ma vie, mais j'ai peur de devenir en même temps un tyran et faire du mal à l'autre ou d'attirer à moi quelqu'un qui contrôle ma vie et m'enferme. »

Cas de Madame D

Madame D veut perdre 17 kg. Le nombre 17 est lié à la lettre *pe* ou *phe*, en hébreu, la « parole », et à l'arcane XVII, l'Étoile dans le tarot de Marseille.

Voici quelques significations symboliques de 17 (il en existe beaucoup d'autres) :

- En négatif, la soumission, la servitude, le manque de considération et de respect.
- En positif, la renommée, la considération, le fait d'être une *star*, une princesse, la conquête de nouveaux territoires.

Dans la généalogie de Madame D, les femmes sont toutes soumises et au service de leur mari. Aucune n'a pu réaliser ce qu'elle a voulu. Toutes devaient rester à la maison pour servir leur mari et ensuite leurs enfants.

L'une des grands-mères de Madame D a eu une histoire encore plus dure. Sa famille ne la considérait pas du tout et la traitait comme une esclave. On avait peur qu'elle devienne une vieille fille. Elle a donc été forcée de se marier avec un homme d'un rang social plus élevé. Au lieu de la traiter comme une reine, celui-ci a continué de la rabaisser violemment. Elle devait être à son service et faire ce qu'il voulait, quand il le voulait, que ce soit le ménage, la cuisine ou le sexe. Elle ne pouvait pas partir, par manque de moyens et parce qu'elle ne pouvait pas laisser ses enfants. Puis, à l'époque, cela ne se faisait pas (symbolique « négative » et conflictuelle du 17).

Le peu de joie qu'elle avait se trouvait dans les romans à l'eau de rose qu'elle lisait, vivant ainsi par procuration les belles histoires de ces héroïnes (symbolique « positive » du 17).

Madame D a bien hérité de cette mémoire et de ce schéma. Elle a rencontré un homme qui, au début, l'entourait d'attention, la traitait comme une princesse et l'avait mise sur un piédestal. Elle résolvait dans sa vie, ainsi, à l'époque, le drame de sa grand-mère et ne présentait donc aucun surpoids (symbolique « positive » du 17).

Mais, une fois que Madame D s'est mariée avec lui, celui-ci a changé. Il a commencé à la délaisser, à moins la considérer et même à la dévaloriser (symbolique « négative » du 17). Elle répétait ainsi son schéma familial qui avait permis la vie.

Plus la situation se détériorait avec lui, plus elle grossissait jusqu'à avoir 17 kg en trop. Elle tentait ainsi inconsciemment de résoudre, cette fois-ci dans son corps, son drame et celui de sa grand-mère.

Madame D exprime donc, par son désir d'enlever ses 17 kg en trop, le besoin de se protéger du « négatif » du 17 dans sa vie (et dans celle des femmes de son clan, surtout sa grand-mère).

Elle se protégeait de l'autre pour ne pas qu'il puisse la soumettre, la rabaisser, lui manquer d'attention, d'égard et de respect, en fait, pour ne pas qu'il puisse la placer en servitude et dépendance.

Dans le même temps, elle exprime, par ses 17 kg en trop, un besoin, un rêve, celui d'ajouter le « positif » du 17 dans sa vie. C'est son rêve, mais également celui de sa grand-mère et des femmes de son clan :

- Découvrir de nouvelles choses.
- Plaire, être courtisée, respectée, valorisée, choisie, admirée, mise sur un piédestal et entourée d'attention, en fait, être traitée et vivre comme une princesse ou une héroïne de roman à l'eau de rose.

Elle exprime donc, par ces 17 kg associés à son désir de les enlever, le conflit de Cendrillon qui :

- Désire sortir de sa condition.
- Ne veut plus être la servante pour devenir la princesse.
- Ne veut plus être rabaissée et humiliée pour devenir le centre d'attention et d'admiration du monde.
- Désire trouver un prince charmant, un preux chevalier, qui pourrait la sortir de sa condition pour lui faire découvrir le monde.

Première grille d'interprétation

« Je veux perdre X kilos (ou livres). »

- Les X kilos en trop expriment : « J'ai besoin du "positif" de X pour me protéger et éloigner le "négatif" de X (ou mettre une barrière entre moi et le "négatif" de X). »
- « Je veux enlever ces X kilos » exprime : « Je rêve de fuir, de me libérer du "négatif" de X en l'enlevant, en le supprimant de ma vie. »

« Je veux prendre X kilos (ou livres). »

- Les X kilos en moins expriment : « J'ai besoin de me libérer, de fuir, de me protéger du "négatif" de X dans ma vie. »
- « Je veux rajouter ces X kilos » exprime : « Je rêve d'être ou d'avoir le "positif" de X dans ma vie. »

ou

- « Je rêve de m'éloigner du "négatif" de X en rajoutant le "positif" de X dans ma vie. »

ou

- « Je rêve de fuir le "négatif" de X pour trouver le "positif" de X dans ma vie. »

Deuxième grille d'interprétation (est la même dans les deux cas)

« Je rêve de vivre ou d'être le "positif" de X. Mais, à ce moment, j'ai peur de vivre ou d'être le "négatif" de X, donc je m'en protège. »

- Si nous avons une surcharge pondérale en l'enfermant derrière une barrière de graisse.
- Si nous sommes en sous-poids en le fuyant et en l'enlevant de notre poids.

Comportements liés au surpoids et au sous-poids

Dans les premières parties, nous cherchions à expliquer pourquoi nous pouvions réagir en prenant du poids ou en en perdant, quelles mémoires pouvaient nous conduire vers le surpoids ou le sous-poids.

Notre corps tente par la prise ou la perte de poids de s'adapter inconsciemment à un stress. S'il le fait, c'est que nous n'avons pas pu trouver le moyen de gérer ce stress autrement.

Dans ce chapitre, nous tenterons de déduire des conflits et des stress trouvés pour le surpoids ou le sous-poids des comportements possibles dans le quotidien des gens qui en souffrent, et ce, afin de comprendre le pourquoi de certaines réactions ou situations observées dans notre vie.

Attention !

Nous sommes tous différents et nous ne sommes donc pas limités à ces comportements. D'autres mémoires de notre vie et de notre famille peuvent venir moduler nos attitudes en apportant d'autres informations.

Ces descriptions ne sont pas exhaustives, et être en surpoids ou en sous-poids ne signifie pas que nous nous reconnaîtrons dans tous les comportements décrits pour l'un ou pour l'autre. Nous pouvons vivre tous ou seulement certains des conflits décrits. Et nous pouvons les vivre dans toute notre vie ou dans certaines parties de notre vie (amour, travail, amitié, etc.).

Comme dit précédemment, être « gros » ou « maigre » n'est pas qu'une vision objective et médicale :

- Certaines personnes seront ou se trouveront « grosses » sur le plan de certaines parties de leur corps et « maigres » sur le plan d'autres parties.
- Certaines personnes peuvent être « objectivement » maigres, mais se sentir grosses, et d'autres personnes peuvent se sentir maigres quand elles sont « objectivement » grosses.
- Certaines personnes rêveront de voir leur corps plus « gros » ou plus « mince ».

Tous les cas de figure sont donc possibles.

Le surpoids et le sous-poids sont deux facettes d'une même pièce et deux manières différentes de réagir par rapport à des stress identiques (comme la peur de l'autre, la séparation, le vide, etc.).

Nous pouvons donc, quand nous sommes en surpoids, nous retrouver dans les comportements de cette catégorie, mais également dans les comportements liés au sous-poids, et vice versa.

Comportements liés au surpoids

Rapport au temps

Comme nous l'avons vu, la personne en surcharge pondérale (PSP) exprime un besoin de ralentir le temps par peur du futur. Dans ce stress, elle peut être tournée vers l'avenir et ressasser ce qui s'y passera et surtout ce qui pourrait s'y passer. Cette peur de l'avenir la placera dans une forme de pessimisme qui l'empêchera de savourer pleinement son présent. Quand elle ira bien ou quand quelque chose de bien lui arrivera, la PSP pourra être dans une grande euphorie vite tempérée par un insidieux « jusqu'à quand ? ».

Elle sera alors dans la crainte que toute joie soit éphémère. Les pensées suivantes pourront alors apparaître :

- « C'est magnifique, je suis heureux, mais je ne pense pas que cela durera. »
- « C'est trop beau pour être vrai. »
- « Ça va bien maintenant, c'est donc que ça se passera mal demain ou que je souffrirai demain. »

Pour tenter de juguler ce qu'elle pensera être une « fatalité », elle pourra chercher à faire en sorte que tout aille bien dans le présent et cherchera à tout prévoir pour parer à toute éventualité. Elle se focalisera sur le moindre problème et sur la moindre zone d'ombre pour les analyser, les comprendre et les régler dans le présent, dans l'espoir d'un futur radieux.

Pour que tout aille bien, elle pourra commencer par se sacrifier pour l'autre afin d'éviter qu'il ne l'abandonne.

La PSP sera alors dans un désir de perfection qui la paralysera p et l'empêchera d'aller vers son futur. Elle vivra l'erreur ou l'échec comme quelque chose de dramatique ou de fatal. En ayant peur des erreurs et en pensant que la moindre d'entre elles peut être irrémédiable, la PSP aura du mal à reconnaître les siennes de peur de se sentir coupable et responsable d'un éventuel malheur ou échec dans sa propre vie.

Cherchant la perfection, elle la voudra pour elle comme pour l'autre. Le désir qu'elle a que l'autre soit heureux lui fera régenter sa vie. « Pour son bien », elle sera éventuellement invasive, en lui donnant des conseils ou en lui disant ce qu'il doit faire.

Elle sera alors, sans le vouloir, à l'affût de la moindre faute, lacune, imperfection chez l'autre et les lui reprochera ou les lui mettra sous le nez pour être sûre que celles-ci ne puissent venir parasiter son avenir. Dans ce contexte, la plus petite maladresse ou le moindre faux pas d'un proche pourra être vécu comme un drame, et si la PSP est la victime de la maladresse, elle peut le vivre comme une agression, voire une trahison.

Quand elle se verra faire, elle aura très peur que l'autre ne la voit comme quelqu'un de « pénible ». Elle pourra alors être dans la crainte que l'autre ne l'abandonne et ne la fuie. Pour éviter cela, elle cherchera à se justifier en mettant en avant sa bonne intention :

– « C'est pour toi que je fais ça. »

Elle pourra donc avoir la sensation de se sacrifier pour l'autre, préservant ainsi un avenir commun tout en redoutant l'erreur qu'elle pourrait commettre et qui entraînerait le départ de la personne importante à ses yeux.

La PSP cherche inconsciemment à ralentir le temps. Elle pourra donc se retrouver dans l'attente ou dans une forme d'immobilisme. Dans ce conflit, la PSP aura du mal à commencer, à mettre en marche ou à amorcer l'action dans les choses importantes pour elle. Par contre, une fois celle-ci enclenchée, il deviendra difficile, voire impossible, de la stopper, de la faire changer d'avis ou de direction. La PSP se montrera alors d'une volonté implacable et d'une détermination forte. Le défi sera juste de réussir à donner la première impulsion, de commencer le mouvement vers ce qu'elle souhaite. Elle montrera ainsi une belle constance et une stabilité qui peuvent être rassurantes pour l'autre. Cette caractéristique pourra aussi être un frein rendant la PSP obstinée, à la limite, obtuse.

Rapport au matériel et au quotidien

Pour la PSP, il sera donc très important de gérer sa vie, d'être aux commandes et d'avoir le contrôle de ce qui s'y passe. Elle cherchera alors à tout comprendre, à tout planifier et à tout gérer dans sa vie ou dans celle de l'autre. En pensant devoir tout gérer, elle fera tout, mais elle oubliera souvent de s'occuper de ce qui est vraiment important pour elle. Bien qu'elle rêvera de déléguer à l'autre les tâches et les corvées, sa peur ou son sentiment que l'autre ne les fera pas assez bien l'en empêchera. Elle pourra avoir l'impression de tout faire, de faire plein de choses, sauf ce qui lui tient à cœur.

Elle aura besoin que tout soit concret, sur le plan de ce qui lui est dit et de ce qu'elle a à faire, pour ne pas laisser place au vide. Dans ce contexte, les surprises et tout ce qui ne sera pas prévu seront très mal vécus et la mettront en stress. De même, elle pourra chercher à éviter tout ce qui est improvisation et, dans le cas contraire, être en stress si elle doit l'affronter.

Comme nous l'avons vu, la graisse est le transposé de l'argent. Dans son côté féminin, la PSP exprimera, par son poids, une réparation d'un manque passé associé à une peur de manquer à nouveau. Elle sera alors dans un désir de répondre aux besoins de ses proches, mais avec la crainte de ne pas y parvenir et donc de risquer de les perdre :

- « J'ai peur de manquer. »
- « J'ai peur de ne pas avoir assez. »
- « J'ai peur que ce que je fais, ce que j'apprends ou ce que j'ai ne soit pas suffisant. »
- « Comment répondre à mes besoins ou à ceux de mes proches ? »
- « Comment satisfaire l'autre ? »
- « Vais-je y parvenir ? »
- « Vais-je réussir à le faire ? »

A maxima, la PSP pourra même avoir une relation un peu particulière avec l'argent ou tout ce qui est matériel.

La PSP sera toujours dans un sentiment d'insécurité. Le ralentissement du temps, dont parle le poids, traduira alors le besoin d'avoir plus de temps pour pouvoir amasser et faire tout ce qu'elle a à faire pour que tout se passe bien dans son futur et dans celui de ses proches.

Associée à cette insécurité apparaîtra donc l'insatisfaction, la sensation que ce qu'elle fait n'est jamais assez bien ou suffisant. Elle pourra avoir l'impression qu'il manque toujours quelque chose à sa vie pour être comblée, pour pouvoir se sentir valorisée, considérée, en confiance ou tout simplement pour se sentir prête. En fait, c'est la sensation qu'il manque toujours quelque chose à sa vie pour être heureuse, que ce soit sur les plans intellectuel, émotionnel, sexuel, créatif, matériel, etc.

Pour tenter d'apaiser ces craintes, il lui en faudra donc toujours plus, plus de connaissances, plus d'argent, plus d'idées, plus d'amour, plus de créations :

- « Si j'avais cela en plus, tout irait bien. »
- « Si j'avais cela en plus, je serais heureuse ou confiante. »
- « Si j'avais cela en plus, je me sentirais enfin prête pour commencer mon projet. »

Elle pourra donc être dans l'énergie d'amasser des connaissances, des outils, de l'amour, de l'argent, etc., mais à force d'amasser, d'avoir peur de faire une erreur et d'avoir la sensation qu'il lui manque quelque chose, la PSP pourra être ralentie et ne pas réussir à aller au bout de son désir ou de son projet ou n'être jamais satisfaite du travail fait ou de l'action accomplie.

Rapport à l'autre

La PSP voudra contrôler et gérer sa vie, être indépendante et autonome. Elle souhaiterait réussir à se suffire à elle-même. Ce désir sera guidé par une crainte sous-jacente, celle de dépendre et devoir quelque chose à l'autre et donc d'être en son pouvoir. La PSP a tellement peur du vide, peur que l'autre ne s'en aille et qu'il laisse un vide dans sa vie qu'elle vivra l'indépendance et l'autonomie comme un gage de « non-souffrance » :

- « Si je reste libre et indépendante, je ne souffrirai pas. »

Elle fera donc tout pour se détacher de l'autre afin de ne pas dépendre de lui, mais son désir de combler ce vide sera aussi présent. Elle vivra donc une dualité : d'un côté le désir de ne dépendre de personne tout en voulant montrer sa valeur à l'autre pour qu'il la choisisse et comble ainsi son vide. Dans ce stress de dépendance, la PSP cherchera, sans forcément s'en rendre compte, à faire en sorte que ce soit l'autre qui dépende d'elle pour être sûre qu'il ne puisse pas l'abandonner ou la délaisser.

Dans cette optique, la PSP pourra chercher à contrôler la vie de son entourage.

La PSP aura la croyance plus ou moins légitime qu'elle sait ce qui est bon pour l'autre. Elle cherchera alors à gérer la vie de l'autre dans le but louable de l'aider et de le sauver. Elle sera donc toujours inquiète pour ses proches, mais aussi pour elle-même.

La PSP portera alors une hyperattention à l'autre en faisant tout pour éviter qu'il fasse des erreurs, en faisant tout pour que sa vie soit parfaite. Elle pourra même avoir la sensation de se sacrifier pour lui.

C'est par cette hyperattention qu'elle sera, sans s'en rendre compte, dans le contrôle de l'autre en lui donnant l'impression qu'il n'y a qu'elle qui donne.

Dans sa crainte d'être abandonnée, la PSP sera dans une demande d'amour infini. Elle aura toujours besoin de preuve d'amour et pourra demander à son entourage l'exclusivité qu'il soit avec elle et pour elle comme elle l'a été avec lui et pour lui. Elle sera alors dans un double langage :

- « Je veux que tu sois autonome, je veux que tu sois libre, je veux que tu sois heureux, mais que tout cela ne t'éloigne pas de moi. »
- « Je veux que tu sois indépendant, libre et heureux dans ta vie, mais que tu aies toujours besoin de moi et que je sois toujours essentielle à ta vie. »

Dans ce schéma, elle pourra alors confondre l'amour et la soumission. Tant que l'autre se montrera d'accord avec elle, qu'il ira dans son sens et suivra ses directives, il n'y aura aucun souci. Par contre, l'apparition du moindre désaccord, de la moindre contradiction ou opposition sera ressentie comme un désaveu, donc comme un désamour qui la blessera profondément et la fera réagir fortement :

- « Ceux qui ne sont pas avec moi sont contre moi. »

L'accord total de l'autre, son approbation et sa soumission à ce qu'elle pense ou dit seront alors la preuve d'amour dont elle a besoin pour retrouver ou garder sa sérénité. C'est comme si elle ne connaissait pas la neutralité ou l'entre-deux :

- « C'est moi OU l'autre. »

Elle demandera alors implicitement à ses proches de choisir. Ceux-ci pourront avoir la sensation d'être pris dans un étau. La PSP sera ainsi entourée de vide ou de personnes dévouées et soumises.

Devant la contradiction, elle s'isolera ou tentera de prouver qu'elle a raison. Elle se justifiera et cherchera alors à convaincre, sans se rendre compte qu'elle dévalorise et nie au passage la pensée et les ressentis de l'autre.

Elle sera alors devant un dilemme qu'énonce le créateur de la Communication Non Violente (CNV), Marshall Rosenberg :

- Avoir raison ou être heureuse.
- Avoir raison seule ou être heureuse avec l'autre.

Son désir de rapprocher l'autre d'elle pour combler son vide pourra provoquer l'éloignement tant redouté. Elle vivra alors la solitude.

Sa capacité d'attention, de gestion et de contrôle fera qu'elle attirera à elle des personnes fragiles et manquant de confiance en elles et se sentant dévalorisées, des personnes dans la peur d'être rejetées et qui auront besoin d'être guidées, conseillées et aimant qu'on agisse pour elles. La PSP prendra alors la place de « maman » ou de « papa », écoutant, soutenant et aidant l'autre à avancer.

Dans un premier temps, l'autre se sentira couvé et protégé et vivra les attentions de la PSP comme une valorisation de ce qu'il est. Il se sentira en sécurité et aura la sensation qu'il compte dans la vie de la PSP. Ce sentiment de protection lui permettra de se sentir aimé et libre de pouvoir enfin vivre sa vie et de se laisser aller. C'est pourquoi il laissera la PSP guider et gérer sa vie. Grâce à cela, il développera un amour très fort envers la PSP et celle-ci prendra alors une place importante dans sa vie.

Reprenant confiance en lui avec le temps, il pourra se sentir mieux, plus sûr de lui et plus en confiance. Il voudra alors reprendre en main sa vie et faire ses propres choix.

De son côté, la PSP aura, à ce moment-là, la sensation que l'autre lui échappe, ce qui appuiera sur sa blessure et sa peur du vide environnemental. Elle sera tout d'abord heureuse que l'autre retrouve sa joie, mais elle verra poindre rapidement le spectre de l'abandon et du vide.

Sans s'en rendre compte, elle entrera dans une forme de résistance passive et tentera de freiner l'autre pour le retenir près d'elle. Cela se traduira, éventuellement, par un manque d'enthousiasme pour les nouveaux désirs et projets de l'autre qui ne l'incluent pas ou qui ne viennent pas d'elle. La PSP pourra aussi pointer du doigt chaque faille du projet de l'autre ou le dévaloriser derrière une apparente bienveillance :

- « C'est pour toi que je dis ça. »

L'autre se sentira dès lors prisonnier, enfermé et étouffé par celle qui pourtant l'avait aidé, encouragé et soutenu. Il pourra dès lors vivre et ressentir les attentions et les remarques de la PSP comme insupportables et avoir la sensation de ne plus être valorisé et de ne plus être libre de faire ce qu'il aime ou ce qu'il souhaite. Il pourra avoir l'impression de ne pas pouvoir prendre ses propres décisions, faire ses propres choix et ses propres erreurs. En fait, l'autre ne se sentira plus libre de vivre sa vie.

Dans sa dévalorisation et dans sa sensation d'être en dette envers la PSP, il se soumettra et demandera à la PSP de reprendre sa vie en main et de le guider à nouveau. Ou, bien qu'il aime profondément la PSP et lui soit reconnaissant de son attention et de tout ce qu'elle a fait pour lui, il partira et s'éloignera de la PSP pour pouvoir vivre sa vie et profiter des bienfaits qu'elle lui a permis de recontacter.

La PSP vivra alors un drame, celui de ne plus se sentir choisie et de ne plus être le centre de la vie de l'autre sans vraiment comprendre pourquoi.

De plus, dans cette situation, elle affrontera un double message de l'autre qu'elle aura du mal à comprendre :

- « Je t'aime et tu es essentielle à ma vie. Pourtant, je dois m'éloigner de toi. »

La PSP vivra alors ses plus grandes craintes : le vide et l'abandon. Certaine de ses bonnes intentions envers l'autre et ne se rendant pas compte de sa prise de contrôle, elle se sentira incomprise et victime. Elle ne comprendra pas le comportement de l'autre :

- « Comment peux-tu me dire je t'aime et merci et en même temps partir et t'éloigner de moi ? »
- « Pourquoi refuses-tu ce que tu as pourtant accepté et qui t'a été utile dans ta vie ? »
- « Pourquoi t'éloignes-tu de moi alors que tu dis toi-même que j'ai répondu à tes besoins ? »

– « Comment peux-tu me faire ça à moi qui t'ai tout donné ? »

Au fond, la PSP ne comprendra pas comment ses bonnes intentions et ses actions passées ont pu être perçues comme un enfermement ou une limitation. C'est pourquoi, dans cette situation, elle pourra avoir du mal à se remettre en question et elle vivra l'éloignement de l'autre comme une injustice, voire une trahison.

Dans ce double message, la PSP éprouvera de la difficulté à tourner la page, à faire le deuil, espérant toujours le retour de l'autre puisque celui-ci l'aime et lui est reconnaissant.

Dans les séparations ou les éloignements, son sentiment d'insécurité pourra ressurgir. Si elle ne prend pas conscience, ne comprend pas et n'accepte pas le désir de l'autre de vivre sa vie, la PSP pourra basculer « sur son masculin ». Elle passera alors de protectrice et bienveillante à intimidatrice (en tentant de soumettre l'autre). Pour changer la situation et ramener l'autre dans son giron, elle pourra alors entrer dans une colère ou une rancœur envers lui. Se sentant trahie, elle se protégera en étant dans le reproche systématique et en se montrant agressive. Elle critiquera même ce qu'avant elle admirait et encourageait. Au fond, dans sa douleur, elle détruira ce qu'elle avait pourtant adoré. Ayant la sensation d'avoir tout fait pour l'autre sans que celui-ci fasse quelque chose en retour, elle entrera ainsi dans une lutte de pouvoir où elle pourra chercher à intimider et à faire sentir à l'autre la dette qu'il a envers elle. Elle le fera alors culpabiliser et lui fera payer sa générosité première :

– « Après tout ce que j'ai fait pour toi, comment peux-tu me faire ça ? »
– « C'est grâce à moi, ce qui t'arrive. »
– « Tu me dois tout. »

Dans ce conflit, contrairement à ce qu'on décrivait plus haut, elle pourra vouloir prendre le contrôle de l'autre non plus pour le protéger et le sauver, mais plutôt pour conserver son territoire et sa place.

Dans sa souffrance, elle pourra chercher à abandonner à son tour l'autre brutalement pour tenter de lui faire comprendre combien elle est importante dans sa vie et le remettre ainsi dans sa dépendance.

Dans ce contexte, l'autre passera de l'amour à la crainte. Pour sa sécurité, il se sentira obligé de s'éloigner encore plus ou bien, s'il se sent en dette, il se soumettra et restera. Il retombera alors dans un mal-être dont la PSP pourra à nouveau le sortir. Peut alors s'installer une relation malsaine de pouvoir dans laquelle une personne « sauvera » l'autre pour mieux le replonger dans ses ennuis et garder ainsi le contrôle sur lui. La relation peut alors vivre des « très-hauts » et des « très-bas » et durera tant que la personne qui se soumet acceptera la situation.

Quand l'autre s'en ira, la PSP vivra un profond désespoir et une grande solitude. Elle pourra alors chercher à s'en protéger en tentant de se persuader qu'elle avait raison.

Pour pouvoir retrouver la paix et sortir des luttes de pouvoir, elle devra alors se rendre compte de ce que l'autre lui apportait et du vide qu'il venait combler dans sa vie, et ce, afin d'annuler de part et d'autre les « dettes » et de retrouver ainsi une relation d'égalité où chacun reconnaît et apporte à l'autre quelque chose de différent, pourtant d'égale valeur.

Rapport aux inconnus (comme les autres)

Dans sa relation à l'autre, la PSP peut être dans une dualité : le désir d'être entourée tout en ayant très peur de l'autre. Elle voudra avoir ses proches autour d'elle, mais aura peur de l'inconnu. Elle pourra aussi ériger une sorte de barrière entre elle et le monde et s'isoler de lui. Elle pourra alors, au sein d'un groupe (même le sien), se mettre à l'écart et ne pas vraiment se mélanger aux autres et paraître ainsi solitaire. Elle voudra bien entrer en contact avec le monde et avec l'autre, mais seulement sur son territoire à elle, dans un domaine où elle se sent à l'aise et en sécurité (que ce soit un territoire au sens propre comme sa propre maison, un lieu où elle a ses habitudes ou bien un domaine intellectuel, sportif, etc.). Elle préférera que les autres viennent à elle plutôt que d'aller vers eux. Parfois, cela donnera de véritables peurs d'aller chez des personnes ou dans des lieux inconnus. Elle pourra même avoir peur de faire de nouvelles choses, même si pourtant elle en a le désir profond.

Dans sa peur d'être abandonnée et délaissée, dans sa peur d'être entourée de vide, la PSP cherchera à créer un clan autour d'elle, un groupe où elle pourra avoir une place, être valorisée et respectée (amitié, travail, famille, etc.). Elle pourrait alors rêver d'être le centre d'attention du groupe avec la peur de ne pas y parvenir et de ne pas être choisie.

Sa crainte sera qu'on puisse préférer quelqu'un d'autre à elle, que ce soit dans le travail ou dans la vie affective en général. Toute attention qui n'est pas tournée vers elle pourra venir raviver sa blessure d'abandon.

Dans cette blessure, elle se mettra « sur son féminin » et grossira pour attirer l'attention et être à nouveau choisie.

Dans ce contexte, elle sera stressée par l'arrivée de toutes les nouvelles personnes dans le groupe. Elle aura alors peur de perdre sa place, de perdre son territoire, de ne plus être le centre d'attention du groupe. Donc, devant un nouvel arrivant :

- Soit elle entrera dans un jeu de séduction en basculant sur son féminin et fera en sorte qu'il l'aime et soit son allié en étant douce, drôle, magnétique, séduisante et attirante.
- Soit elle basculera sur son masculin et cherchera à intimider l'autre en prenant toute la place et en ne laissant aucune place possible à l'autre. Cela pourra se faire par une exubérance ou en rabaissant l'autre sans paraître le faire et sans même s'en rendre compte (par exemple, en se moquant gentiment).

Quelques leçons possibles :

La PSP pourra avoir à :

- Apprendre que « le désaccord n'est pas égal au désamour » et qu'une personne qui n'est pas avec elle n'est pas obligatoirement contre elle.
- Apprendre à reconnaître ses propres erreurs ou fautes sans chercher celles de l'autre et les lui mettre sous son nez pour justifier les siennes.
- Apprendre à mieux contrôler et à gérer sa propre vie sans toujours chercher à contrôler celle de l'autre.
- Apprendre à aider l'autre sans lui imposer cette aide.
- Apprendre à reconnaître la valeur de ce que l'autre lui apporte comme d'égale importance que ce qu'elle lui a apporté afin de sortir des luttes de pouvoir et de vivre avec lui et non au-dessus ou en dessous de lui.
- Apprendre à reconnaître sa propre valeur pour ne jamais se sentir en dette non plus.

Au fond, c'est comme si la PSP devait apprendre à utiliser et à diriger cette rigueur, cette volonté, ce magnétisme, cette séduction, ce contrôle, cette discipline, cette constance qu'elle possède non pas vers la vie de l'autre, mais vers la sienne. Elle devra mettre ses qualités à son service, au service de ce qui l'attire et de ce qu'elle souhaite profondément ou au service de l'autre, mais pas pour prendre le pouvoir sur lui. Elle devra aussi apprendre à s'écouter et à prendre son temps, à prendre du temps pour elle afin de juste en profiter ou pour mettre en route les projets personnels qui lui tiennent à cœur.

Grâce à cela, elle pourra alors combler, ELLE-MÊME, le vide dans sa vie et ne demandera plus à l'autre de le faire.

Comportements liés au sous-poids

Rapport au temps

Si la personne en surcharge pondérale (PSP) a peur pour le futur, la personne en sous-poids, mince ou maigre (PM), pourra vivre l'inverse. Elle vivra le présent comme négatif, stressant ou vide et cherchera à aller rapidement vers un futur meilleur et positif. La PM, à l'inverse de la personne en surcharge, sera alors optimiste pour le futur et pessimiste dans le présent. Dans cette lecture, le bonheur sera dans le futur ou ailleurs. Elle pourra alors se sentir en décalage par rapport aux autres, pas à sa place ou mal à sa place. Parfois, elle aura même la sensation de s'être trompée d'époque :

- « Le bonheur est ailleurs. »
- « Le bonheur est plus tard. »
- « Le bonheur est à une autre époque. »

La PM sera dans la fuite du présent. Elle accélérera le temps pour pouvoir tout faire et vite sortir de ce lieu ou de ce temps qui l'étouffent et qui l'empêchent de vivre et d'être heureuse. Dans ce contexte, elle éprouvera des difficultés à savourer vraiment l'instant, et ce, même en vivant ce dont elle a pourtant rêvé.

Le fait de ne pas se rendre compte de ce qu'elle a dans son présent la fera passer à côté de sa vie et des bonheurs simples. Elle pourra, alors, courir vers un bonheur sans se rendre compte qu'on est justement en train de le lui offrir dans le présent. Elle laissera passer des occasions opportunes et ne fera pas certaines choses, même si celles-ci lui plaisent ou peuvent l'aider. De cette manière, le bonheur est toujours à venir.

L'absence de graisse, donc de réserve pour le futur, peut aussi révéler chez la PM l'idée folle qu'il n'y a pas de futur. Elle pourra, alors, être dans une forme de nostalgie, avec le désir de retrouver un bonheur passé ou une époque passée sans savoir comment faire pour rattraper ou pour revivre ce temps perdu. Sa grande difficulté sera alors de faire le deuil du passé et de dépasser les regrets qui sont liés à sa perte.

La PM pourra aussi passer par des vagues de désespoir profond ou se montrer blasée pour se protéger de ce désespoir. Elle cherchera, alors, à donner le sentiment à l'autre que rien ne la touche et que tout glisse sur elle.

Sans futur, elle pourra aussi entrer dans une sorte de frénésie. Elle tentera alors de calmer, par une hyperactivité, sa peur de ne pas avoir suffisamment de temps pour faire tout ce qu'elle voudrait ou tout ce qu'elle devrait. Son impatience exprimera alors sa peur de passer à côté de quelque chose d'important ainsi que la culpabilité d'avoir attendu le dernier moment et remis au lendemain ce qu'elle avait à faire. Elle commencera alors tout sans rien finir ou fera mille choses en même temps pour rattraper le temps perdu. Dans ce contexte, ses mots pourront être :

- « Je suis débordée. »

Cette problématique lui fera affronter des difficultés à se focaliser et à se concentrer sur ce qui est important pour elle dans sa vie.

Ainsi, la PM, pour sortir de son présent douloureux et stressant, pourra alterner entre la fuite en arrière (vers le passé) et la fuite en avant pour tenter de retrouver le bonheur.

Elle se sentira comme dans des montagnes russes. Elle alternera entre des périodes d'hypereuphorie, d'hyperactivité, de joie et d'optimisme et des périodes d'arrêt, de nostalgie et de laisser-aller où elle se sentira plutôt dépressive. Son plus grand risque et sa plus grande crainte seront alors de rêver sa vie sans réussir à concrétiser ses rêves et passer ainsi à côté de sa vie.

Rapport au matériel et au quotidien

Sur le plan matériel, la PM peut être dans une attitude apparemment détachée comme si cela n'avait pas d'importance à ses yeux. Elle pourra alors se montrer dépensière et ne pas faire attention aux finances ou ne leur prêter aucune importance. Elle sera ainsi dans un sentiment d'insécurité matérielle sans trouver le moyen de le résoudre. La PM pourra avoir du mal à planifier, à gérer et à concrétiser les choses ou les projets et à les mettre dans la matière. Cela traduira, par extension, une difficulté à s'engager fermement dans le travail ou dans le couple ou même dans des projets communs avec d'autres.

La PM sera dans un désir de liberté. Elle cherchera à réaliser ce qu'elle aime, mais ne voudra pas se retrouver enfermée ou limitée par des règles, des obligations ou des contraintes. De cette manière, tant qu'elle a le choix, tant qu'elle a du temps et qu'elle peut faire autrement, la PM pourra avoir tendance à remettre les choses au lendemain et attendre le dernier moment pour agir. La PM, en créant symboliquement du vide et en ayant du mal à planifier, peut être dans une forme d'improvisation de sa vie :

- « On verra bien. »

Elle se culpabilisera alors de ne pas réussir à agir, tout en espérant que quelqu'un d'autre le fasse pour elle. Elle tentera ainsi d'éviter les tâches qui s'apparentent de près ou de loin à des corvées, même si celles-ci étaient essentielles à la réalisation de ses désirs et projets.

Par contre, la PM se montrera efficace et redoutable sous pression. Quand elle est prise au piège et qu'elle n'a plus le choix (à cause du temps, d'un événement ou pour réaliser un désir), elle pourra basculer dans un mode d'hyperactivité en faisant tout rapidement. Elle sera alors capable d'abattre un travail énorme et de tout faire en même temps, vite et bien. Quand elle y parviendra, elle sera euphorique et fière d'elle-même, mais pourra être en même temps dans le regret de ne pas l'avoir fait plus tôt :

- « Si seulement j'avais commencé plus tôt, j'aurais déjà fini. »
- « Si seulement j'avais commencé plus tôt, j'aurais pu affiner jusqu'à faire quelque chose de parfait. »

Elle pourra aussi se disperser, ce qui la rendra encore plus nerveuse puisqu'elle aura la sensation que rien n'avance, que ce qu'elle fait est inutile et donc qu'elle perd son énergie inutilement.

Cette difficulté à faire face aux contraintes provoquera aussi une peur des responsabilités. Elle préférera rester à la place du prince ou de la princesse, rester la personne pleine de promesses, de projets, mais sans jamais les réaliser ou les concrétiser vraiment, rester au stade où tout est possible, où le potentiel est le plus fort pour ne pas vivre la désillusion, rester au stade de rêve pour ne pas avoir à affronter les contraintes, les corvées, les devoirs, les responsabilités qui peuvent lui être liés dans la réalité.

N'osant pas prendre la place de reine, de roi, de numéro 1, la PM pourra alors rester dans la position confortable du numéro deux ou alors la PM prendra la place de numéro 1 à condition de pouvoir rester cachée. Elle aimera alors être une forme d'éminence grise dirigeant dans l'ombre.

C'est pourquoi il peut être utile pour la PM d'être avec quelqu'un qui sache la pousser pour qu'elle agisse et réalise ainsi ses rêves sans pour autant la limiter, car cela aurait plutôt tendance à la faire fuir. Il faut la « canaliser » sans l'enfermer. L'idéal est alors, pour elle, d'obtenir le « pouvoir » et la reconnaissance, mais sans les responsabilités qui lui sont liées. C'est pourquoi la PM pourra s'entourer de personnes la déchargeant des contraintes. Soulagée des tâches, la PM se sentira libre de réaliser ses désirs, de créer, de laisser exploser sa spontanéité et d'avancer, de cette manière, dans ce qui est important pour elle. En cela, elle aura un côté enfantin.

Dans son stress des limites, si une barrière importante se dresse entre son désir et elle, la PM pourra alors être dans le refus de l'obstacle. Elle s'arrêtera, partira, fuira et renoncera ainsi à son rêve. La PM entreprendra alors beaucoup de choses, mais ne les finira pas toujours, car de nombreux obstacles ne manqueront pas de surgir.

Sa peur d'être privée de liberté et d'être enfermée sur une voie pourra lui donner des difficultés à prévoir, par peur d'être limitée par cette prévision. Voulant réaliser et faire beaucoup de choses, elle sera alors dans une problématique de choix, dans une difficulté à choisir et à prendre une décision. Sa peur de ne pas pouvoir revenir en arrière si elle se trompe pourrait alors la paralyser.

Dans ses moments d'euphorie, la PM se montrera très spontanée et imprévisible. Elle pourra changer de chemin brusquement ou commencer des choses subitement. Elle agira alors follement aux yeux des autres. Dans un sens, elle leur plaira et les séduira grâce à sa fraîcheur et au sentiment d'imprévu et de découverte qu'elle provoque. Elle réveillera en chacun le monde où « tout est possible » et sera admirée et aimée pour cela. Cependant, ce vent de liberté qu'elle apporte pourra aussi provoquer de la jalousie en montrant à l'autre implicitement ce qui suit :

- son incapacité à oser commencer de nouvelles choses ;
- son incapacité à sortir de l'immobilisme ;
- son incapacité à sortir d'une routine dans une partie de sa vie.

La PM pourra rencontrer des gens qui la limiteront et la freineront dans ses élans d'enthousiasme en cherchant à la faire « redescendre » sur terre. Pour elle, cela sera vécu comme une descente aux enfers. Dans ce contexte, elle pourra fuir ou affronter l'autre (si elle n'a pas d'autres choix). Elle sera alors redoutable et implacable. Elle pourra aussi se sentir frustrée et incomprise et retomber dans une forme de mélancolie.

Son comportement pourra également dérouter l'autre, celui-ci n'arrivant plus à la cerner et ne sachant plus où elle en est ni comment la prendre.

Au fond, la PM sera angoissée par la routine et recherchera la nouveauté. Elle aura peur de l'ordinaire et cherchera l'extraordinaire. Elle aura du mal à se poser et à stabiliser sa vie. Cette instabilité permanente peut mettre les autres dans une grande insécurité. Par rapport à cette situation, certains pourront la rejeter et d'autres pourront chercher à la contrôler afin de savoir où ils en sont avec elle et tenter ainsi de prévoir un futur commun (ces gens seront, quant à eux, généralement, en surpoids).

Nous pourrons alors avoir un couple où l'un est « mince » et l'autre est plus « gros ». La PSP cherchera alors inconsciemment à contrôler et à stabiliser la PM, tandis que la PM cherchera inconsciemment à échapper au contrôle de la PSP tout en lui demandant de gérer ce qu'elle n'aime pas. La PM sera dans une dualité : d'une part, le désir de liberté et, d'autre part, le besoin de fusion avec l'autre.

Rapport aux autres

La PM est dans le conflit de la liberté, or « la liberté des uns s'arrête où commence celle des autres ». Pour être libre, la PM pourra donc supprimer l'autre de sa vie, non pas en l'affrontant, mais en le fuyant, en mettant de la distance ou du silence entre elle et lui. Par peur d'être enfermée, limitée ou sous contrôle sans rien pouvoir faire ou sans pouvoir revenir en arrière, la PM pourra fuir l'autre. Il y a, derrière ce comportement et ce désir de liberté, une angoisse d'être supprimée, rejetée ou écartée de la vie de l'autre. Elle l'éliminera de sa vie avant qu'il le fasse. Elle pourra alors aimer de loin pour pouvoir aimer librement. Son obsession de la liberté la fera partir et s'éloigner régulièrement des gens qu'elle aime. Elle entretiendra ainsi, par exemple, des relations en pointillé ou fera en sorte que l'autre parte, se redonnant par là sa propre liberté.

D'un autre côté, la PM a vraiment besoin de l'autre pour réaliser et concrétiser ses projets et ses rêves. Elle sera donc prise entre son besoin absolu de liberté pour éviter que l'autre ne la fasse souffrir et son besoin d'être en contact avec l'autre pour qu'il l'aide à avancer. C'est pourquoi elle vivra des dualités :

- « Pars… Non! Reste. »
- « J'ai besoin de liberté, mais aussi que tu sois toujours là pour moi. »
- « Aide-moi, s'il te plaît… Arrête! Ne vois-tu pas que tu me limites ? »

Elle pourra alors enfermer et contrôler l'autre dans sa liberté sans s'en apercevoir. La PM ne se rendra pas compte qu'elle lui demandera implicitement de sacrifier sa propre liberté pour qu'elle puisse vivre la sienne.

Pour ne pas être rejetée, la PM pourra aussi privilégier l'autre à elle-même. Elle se sacrifiera ou sacrifiera sa place pour lui. Dans ce conflit, la PM aura une problématique de place. Dans la fuite, elle aura du mal à en trouver une ou ne se sentira pas de taille à lutter avec l'autre pour en obtenir une. La PM pourra alors laisser sa place à l'autre ou s'effacer pour qu'il la trouve.

L'un des comportements de la PM avec l'autre passera par la gentillesse et l'apparente soumission.

Pour faire cohabiter sa dualité, entre son besoin de liberté et celui de fusion avec l'autre, la PM pourra offrir le visage souriant de la gentillesse paraissant ainsi aller dans le sens de l'autre. Elle se montrera dans une apparente soumission en lui laissant l'illusion du contrôle. Elle exprimera donc un OUI à l'extérieur tout en ne se laissant pas fléchir ni soumettre en son for intérieur. Tant que l'autre ne lui demandera pas clairement les choses, et tant qu'elle n'y sera pas forcée, elle laissera l'autre développer son idée sans le contredire, mais sans l'approuver non plus. Cela se fera par le silence. Elle évitera ainsi de s'engager ou elle le fera en approuvant et en mettant l'accent sur la partie du discours de l'autre avec laquelle elle est en accord. Elle évitera, ainsi, de parler de la partie qu'elle désapprouve. Elle réussira ainsi à garder sa liberté, sans approuver l'autre, tout en ne s'opposant pas à lui. La PM sera alors une reine de la diplomatie.

Attention !

La PM n'est ni hypocrite ni lâche. Elle peut juste avoir peur de déplaire et son souhait est d'éviter le rejet. Quand l'autre est à son écoute et lui demande son opinion ou son désir, elle le donnera de manière claire et précise, mais avec des précautions pour ne pas blesser l'autre et ne pas être rejetée par lui.

Cette attitude provoquera des malentendus. En effet, l'autre aura la sensation que la PM est en accord total avec lui et qu'ils sont donc sur la même longueur d'onde. Il pourra alors se sentir trahi quand il découvrira l'opinion complète de la PM au détour d'une autre conversation, lors de laquelle elle sera amenée à clarifier sa pensée. Cette situation pourra provoquer des crises de confiance amenant l'autre à rejeter la PM. Il ne comprendra pas que l'attitude de la PM n'était guidée que par son désir de plaire et sa peur d'être rejetée ainsi que par son angoisse d'être enfermée, limitée et cataloguée dans une opinion, quelle qu'elle soit.

La PSP avait la bonne intention de vouloir aider l'autre. La PM, elle, ne voudra pas blesser l'autre, c'est pourquoi elle pourra se sentir incomprise quand l'autre la rejettera pour cela. Elle aura, alors, la sensation que chaque fois qu'elle montre ce qu'elle est et qu'elle se dévoile, elle est rejetée et perçue comme un monstre ou quelqu'un de « pas bien ». Ces situations pourront lui confirmer et lui faire penser qu'elle a raison de fuir et de cacher ce qu'elle pense et ce qu'elle est pour pouvoir être acceptée. Elle renforcera donc son masque public pour se protéger. Elle pensera être rejetée pour ses idées ou ce qu'elle est, quand, en réalité, seule la désillusion qu'elle provoque dans la vie de l'autre en est la cause.

Un autre comportement possible de la PM pourra voir le jour quand elle se sentira acculée ou quand elle sera dans un cercle plus intime.

Dans ce conflit de liberté, la PM pourra avoir une âme de rebelle. Sa peur d'être rejetée fera qu'elle ne supportera pas qu'on repousse qui que ce soit ou quoi que ce soit. Elle se mettra alors, dans les débats, toujours du côté de l'opinion minoritaire ou des plus faibles.

L'une de ses peurs sera d'être cernée, cataloguée et enfermée dans une image par l'autre. Son besoin le plus profond étant d'échapper à tout contrôle, elle entrera dans une forme d'opposition ou de contradiction systématiques à ce que dit ou désire l'autre.

Dans ce cadre-là, il faut bien comprendre qu'elle ne se battra pas contre l'opinion de l'autre, mais contre l'éventuel aspect dogmatique de cette opinion (que celui-ci existe ou non).

Ce stress pourra mener la PM dans des situations absurdes où elle argumentera contre des choses avec lesquelles elle est en accord en son for intérieur. Son angoisse du rejet et sa peur d'être contrôlée et forcée à penser d'une certaine manière placeront donc la PM dans la position de l'avocat du diable :

- « Je ne veux pas que tu m'enfermes dans ta pensée ou dans ton opinion. »
- « Ce n'est pas parce que tout le monde dit cela que c'est juste. »
- « J'ai peur de ne plus penser par moi-même. »

Elle pourra même, dans son quotidien, formuler des réponses sous la forme « non, mais oui ».

Tout cela pourra perturber et agacer son entourage qui ne comprendra pas son manque apparent de constance. Il aura la sensation de ne pas pouvoir s'exprimer sereinement et librement avec elle de peur d'être systématiquement contredit. L'entourage se sentira alors sans arrêt en vigilance, ne sentant pas la possibilité d'exprimer sa joie ou quoi que ce soit d'autre, par crainte de blesser la PM et de provoquer ainsi en retour une vive réaction. Au fond, l'entourage aura la sensation que la PM n'est pas avec lui, mais contre lui et qu'il doit toujours faire attention à ce qu'il dit et, surtout, à la manière dont il le dit pour ne pas réveiller la blessure de dévalorisation et de rejet de la PM.

De son côté, la PM comme la PSP, pourra alors se sentir incomprise et aura peur d'être vue comme insupportable et invivable. La PSP se vivra comme très pointilleuse et se culpabilisera de toujours critiquer, juger ou faire des reproches à l'autre, quand la PM se vivra comme « pénible » de toujours s'opposer ou contredire l'autre sur ce qu'il dit.

Au fond, les deux devront comprendre pourquoi elles le font inconsciemment : la PSP, pour aider et sauver l'autre par peur qu'il laisse un vide dans sa vie, et la PM, par peur d'être rejetée ou enfermée dans une image ou une opinion pouvant être absolue (même si l'autre ne la présentait pas sous cette forme).

Au fond, l'autre se sentira remis en question sur l'opinion qu'il exprime quand, en réalité, la PM ne remettra en question que l'éventuel aspect totalitaire de cette opinion.

Elle pourra alors se murer dans le silence, partir et s'isoler ou bien encore affronter l'autre. Dans ce cas précis, elle agira de la même manière que la PSP et deviendra comme l'animal acculé, un adversaire coriace. Sa capacité à voir autrement, à changer brutalement de direction, à s'adapter et à se faufiler en fera une adversaire redoutable, imprévisible et capable de retourner n'importe quelle situation (tant physiquement lors d'un combat, qu'intellectuellement lors d'un débat). Elle sera alors une combattante pugnace, insaisissable, qui fait preuve d'originalité et de pertinence. Dans ces moments, elle pourra se sentir en très grand stress, car elle joue inconsciemment sa vie : « C'est moi OU l'autre. » Par peur d'être éliminée ou battue par l'autre, la PM pourra adopter un ton dédaigneux et condescendant afin de se protéger de lui et de le mettre le plus vite possible à terre. Elle se montrera alors à son tour dogmatique dans son argumentation, rabaissant ou dévalorisant ce que dit l'autre sans même s'en rendre compte. De cette manière, elle protégera ainsi sa liberté en tuant celle de l'autre.

Ces incompréhensions respectives peuvent provoquer un rejet qui fera énormément souffrir la PM. Elle se remettra alors excessivement en question pour tenter de voir et de comprendre si, finalement, l'autre ne pourrait pas avoir raison. Elle cherchera alors à être rassurée par l'autre. Elle aura peur de ne pas être quelqu'un de bien. Elle pourra même se voir comme quelqu'un de monstrueux qui ne mérite pas l'attention de l'autre. Elle doutera d'elle-même et de ce qu'elle pense être juste ou non, mais sans réussir à trancher la question. Elle développera alors un sentiment de culpabilité qui l'entraînera à fuir l'autre pour qu'il ne puisse pas voir ce côté monstrueux et pour éviter que le rejet ne vienne de lui.

Elle pourra alors préférer des relations plus superficielles qui ne la satisferont pas, mais qui la sécuriseront plus, tout en gardant la peur d'être découverte et vue à nouveau.

Quand elle est rejetée, elle a du mal à faire le deuil de l'autre. Elle cherchera alors à le faire, non pas en tentant de reprendre le contrôle de l'autre, comme la PSP, mais en se supprimant de la vie de l'autre pour ne pas être un danger ou un poids pour lui.

D'un autre côté, quand c'est lui qui la blessera, elle pourra également chercher à le fuir et à couper les ponts pour se libérer de lui. Son rêve sera, alors, d'avoir la capacité d'appuyer sur *reset*, d'effacer l'autre de sa vie et de sa mémoire pour tenter de reprendre sa liberté et de sortir de son emprise (amoureuse, intellectuelle, matérielle, etc.).

Étant donné qu'elle cherche la liberté, la PM aura un énorme problème avec l'autorité tout en en ayant besoin. Elle l'acceptera dans les apparences, mais la refusera à l'intérieur d'elle-même.

Dans sa relation à l'autorité, la PM pourra rêver d'être au premier plan. Elle rêvera de guider, de diriger ou de protéger les autres. Cependant, sa peur de l'autre et son désir de liberté associés à un refus des responsabilités qui pourraient la priver de cette liberté la placeront, de préférence, dans la position d'éminence grise ou de celle qui dirige dans l'ombre. De cette manière, elle continuera à faire ce qu'elle souhaite, sans s'engager, sans trop s'impliquer et donc avec la possibilité de changer de route, si elle le souhaite.

Elle donnera ainsi l'impression de gâcher du talent en refusant ou en fuyant la première place. En exprimant implicitement qu'elle ne prendra pas les rênes, elle placera également l'autre en insécurité. Il pourra alors se sentir obligé d'aller voir ailleurs pour trouver quelqu'un qui le surprendra sûrement moins, une personne qu'il admirera, certes, moins, mais qui le rassurera et avec qui il pourra se stabiliser.

Quand elle sera en première position, la PM, alors figure d'autorité, pourra rencontrer des gens qui la fuiront, qui ne se soumettront pas et se rebelleront contre son autorité. Elle pourra, alors, avoir du mal à faire venir des gens à elle ou à les conserver près d'elle lorsqu'elle y parvient (professionnellement, amoureusement, etc.). Cela confortera inconsciemment la PM dans son désir de ne pas prendre les rênes et de les laisser à quelqu'un d'autre pour ne pas avoir à vivre ce genre de situation.

À l'inverse de la PSP qui cherchera à faire un clan autour d'elle, la PM se fera plutôt adopter par de multiples clans. Cette multitude lui permettra de montrer son tout à l'ensemble, tout en ne dévoilant qu'une facette d'elle-même à chacun des groupes. De cette façon, personne ne saura complètement qui elle est, ce qui lui permettra de conserver sa liberté. Elle se créera ainsi des portes de sortie et, de cette manière, aucun groupe ou personne ne pourra prendre le contrôle de sa vie.

La PSP craint le vide et ne sait pas forcément faire des liens avec l'autre, alors que la PM saura créer des liens, mais ne saura pas forcément les maintenir. Elle pourra alors faire énormément de rencontres, mais laissera les liens se distendre pour ne pas être enchaînée, mais surtout par peur d'enfermer l'autre et de le déranger. Ce sera sa manière à elle de fuir et d'éviter d'avoir, ainsi, à vivre le rejet.

Son besoin de liberté lui fera confondre indépendance et solitude. Elle croira qu'il faut être seule pour pouvoir être indépendante, libre, et pour faire sa vie. Elle pourra, alors, avoir peur d'être obligée de se limiter et de ne plus pouvoir faire exactement ce qu'elle souhaite quand elle est avec l'autre pouvant vivre, ainsi, la moindre de ses demandes comme un enfermement.

La PM pourra donc être sociable et ne pas avoir de mal à entrer en contact avec les autres. Sa soumission apparente lui permettra de se faire accepter partout. La PM cherchera à enlever les barrières de l'autre tout en maintenant les siennes. Elle se montrera ainsi séductrice, pleine de surprises et parlera avec lui. Dans ce cadre, c'est elle qui fera parler l'autre, évitant au maximum de parler d'elle-même. Quand elle s'exprimera, elle parlera autour des choses et non de ce qui est important pour elle afin de ne pas le déranger et surtout qu'il n'ait aucune emprise sur elle. Capable de surprendre l'autre, elle aura peur qu'on la surprenne, qu'on la découvre, qu'on découvre ce qu'elle est. Quand l'autre la poussera à bout ou tentera de la cerner ou de la comprendre là où elle ne veut pas l'être, elle se montrera susceptible, fuira ou changera habilement de sujet de conversation.

Dans sa fonction de parent, la PM pourra être troublée. Avec l'arrivée de ses enfants, la PM aura peur de ne pas être à la hauteur et de faire mal ou de faire du mal à ses enfants. En même temps, elle ne se sentira pas patiente avec eux et se culpabilisera de ne pas avoir l'envie d'être tournée uniquement vers eux et d'avoir des désirs de vie en dehors d'eux. En fait, elle pourra avoir le sentiment d'avoir perdu sa liberté et que ce sont ses enfants qui contrôlent maintenant sa vie.

Elle aura alors peur que ses sentiments soient la marque d'un manque d'amour envers ses enfants. Elle pourra se voir comme quelqu'un de monstrueux et aura la crainte d'être un mauvais parent. En réalité, elle aura un amour immense pour ses enfants, mais elle ne sentira pas en elle la fibre parentale.

Elle entrera alors dans une hyperactivité tournée vers ses enfants. Elle se sentira toujours débordée sans plus de temps pour elle, pour ses activités ou pour sa vie sociale. De cette manière, elle cherchera à se prouver qu'elle est quelqu'un de bien et non un monstre, tout en montrant au monde et à elle-même qu'elle est un bon parent.

Quelques leçons possibles :

Elle pourra avoir à apprendre :

- Apprendre à vivre sa liberté avec l'autre au lieu de le fuir.
- Apprendre à sortir de sa culpabilité et à arrêter ainsi de se voir comme un monstre.

- Apprendre à faire tomber la barrière qu'elle maintient avec l'autre en apprenant à vivre son indépendance avec lui, en lui exprimant, en lui affirmant ses besoins, ses désirs et ses aspirations sans pour autant les lui imposer.
- Apprendre à exprimer ce qu'elle veut vivre et ce qu'elle ne veut pas vivre pour établir, avec l'autre, le cadre idéal de la relation, sans être forcée de s'éloigner de lui pour pouvoir vivre ce dont elle rêve.
- Apprendre ne pas être toujours dans l'opposition, mais à exprimer son désaccord et son opinion quand cela touche quelque chose d'important.
- Apprendre à affirmer ses propres règles pour ne pas toujours avoir à fuir l'autre ou à prendre ses distances avec lui pour être libre.

Elle pourra également avoir à apprendre à se laisser guider par ce qu'elle aime, à apprendre à aller au bout de ses actions, de ses désirs, de ses projets malgré les obstacles, sans fuir et remettre au lendemain les corvées, les tâches ou les devoirs qui y sont attachés, à apprendre à focaliser son énergie et à ne pas négliger ou remettre au lendemain les contraintes.

De cette manière, elle pourra réussir à faire plusieurs choses en même temps et réussira à vivre ET sa vie personnelle ET sa vie professionnelle et conserver de cette manière sa liberté si précieuse à ses yeux.

Elle pourra apprendre également à prendre ses responsabilités et sa propre place sans pour autant détruire celle de l'autre ni perdre son côté enfantin et spontané.

Les zones de prise de poids

Les pistes données sont en lien avec les différentes zones de prise de poids les plus fréquentes. Elles sont donc en lien avec le surpoids. Elles ne sont pas exhaustives et peuvent apporter une sous-tonalité aux pistes déjà évoquées dans ce livre.

Les hanches, les cuisses et les fesses

Ressentis stressants ou mémoires possibles à chercher dans notre vie ou dans notre généalogie :

- La sexualité.
- Vouloir nous rapprocher de nos envies.
- Vouloir réussir à vivre nos envies ou de nos envies.
- Vouloir réussir à nous opposer.
- Un besoin de protection dans la sexualité.
- Une protection de nos propres désirs.
- Une protection quant aux désirs de l'autre.
- Une tonalité de rancœur.
- La liberté de mouvement.
- Un manque de moyens pour réaliser nos désirs.
- « J'ai peur que l'autre aille voir ailleurs. »
- « Je veux être le centre des désirs de l'autre. »

La graisse située à cet endroit a la fonction précise d'être la réserve pour nourrir les enfants en cas de disette :

- Un manque de lien parent-enfant.
- Un désir de plus de lien avec la mère.
- Mémoire de sevrage difficile ou brutal.
- Mémoire de séparation mère-enfant difficile, voire dramatique (par exemple, abandon, mort).
- Une peur d'être coupés de notre enfant ou de ne plus pouvoir répondre à ses besoins.
- Une peur de ne plus ou de ne pas être choisis.
- Un désir d'être plus séduisants.

Les fesses

Ressentis stressants ou mémoires possibles à chercher dans notre vie ou dans notre généalogie :

- La peur d'une séparation.
- « J'ai peur que cette relation n'ait pas d'avenir. »
- Mémoire d'une personne n'ayant pas pu se séparer par peur de l'insécurité financière.
- Mémoire d'une personne n'ayant pas pu partir par manque d'autonomie.
- Un besoin de protection dans cette séparation.
- Un besoin de protection dans la sexualité.

Les genoux

Ressentis stressants ou mémoires possibles à chercher dans notre vie ou dans notre généalogie :

- Nous soumettre pour éviter les conflits.
- Donner naissance.
- La reconnaissance.

- Ne pas pouvoir faire tout ce que nous voulons, faute de moyens.
- Un manque de considération à cause du niveau social.
- Répondre au besoin de quelqu'un en cachette.
- Obligation de nous soumettre par manque de moyens.

Les mains et les pieds

Ressentis stressants ou mémoires possibles à chercher dans notre vie ou dans notre généalogie :

- « Je dois repérer où se situe la personne pouvant me faire du mal. »
- « Je dois repérer où se situe le danger. »
- « Je veux être sûr de voir venir l'autre de loin. »
- Mémoire de mauvaise évaluation de la distance du danger.
- Un manque de soutien.
- Un drame nocturne.

Le ventre

Ressentis stressants ou mémoires possibles à chercher dans notre vie ou dans notre généalogie :

- Un stress en lien avec des grossesses.
- Un manque de moyens pour réaliser tous nos projets.
- Un besoin de protéger nos projets.
- Mémoire de femme n'arrivant pas à tomber enceinte.
- Mémoire de femme tombant enceinte quand elle ne le devrait pas.
- Un enfant.
- Un besoin de protéger nos enfants.
- Un besoin d'assurer le futur et l'avenir de nos enfants.
- Une peur, une inquiétude pour l'avenir de nos enfants.
- Un désir de donner un futur à un projet important.

- Mémoire de fausse couche.
- Mémoire d'attaque contre le ventre.
- « Je veux ramener à moi mes enfants (désir de réunion parent-enfant). »
- « Je veux être le centre de la vie de mes enfants. »

Les flancs (poignées d'amour)

Ressentis stressants ou mémoires possibles à chercher dans notre vie ou dans notre généalogie :

- « Je veux pouvoir répondre aux besoins de ma compagne ou de mon compagnon. »
- « Je veux pouvoir apporter la sécurité à ma compagne ou à mon compagnon. »
- « Je veux pouvoir assurer l'avenir de ma compagne ou de mon compagnon. »
- Mémoire d'enfant ayant dû s'occuper de ses frères et sœurs.
- « Je veux protéger ma compagne ou mon compagnon. »
- « Je veux supprimer toutes frictions avec un collatéral (fratrie, collègue, compagnon, compagne, ami, etc.). »
- Une peur qu'il n'y ait pas ou plus de futur avec l'autre.
- « Je veux attirer quelqu'un à mes côtés. »

À l'inverse :

- « Je veux mettre une barrière entre ma compagne ou mon compagnon et moi. »
- « Je veux mettre une barrière entre moi et un collatéral (fratrie, collègue, compagnon, compagne, ami, etc.). »

Les seins

Ressentis stressants ou mémoires possibles à chercher dans notre vie ou dans notre généalogie :

- Vouloir assurer le futur et l'avenir de notre enfant.

- Vouloir assurer le futur et l'avenir de notre foyer.
- Vouloir l'indépendance ou l'autonomie de nos enfants.
- Mémoire de foyer ne pouvant subvenir à nos besoins.
- Un sentiment d'être volés ou un sentiment de voler.
- Mémoire de vol.
- Mémoire de spoliation.
- Une rivalité pour accéder à la nourriture.

Le dos

Ressentis stressants ou mémoires possibles à chercher dans notre vie ou dans notre généalogie :

- Mémoire de trahison.
- « Je ne veux pas qu'on vienne s'immiscer dans ma vie, dans mon dos. »
- Mémoire de commérages, de calomnies.
- Un besoin d'argent, un besoin d'assurer nos arrières.
- Prévoir nos arrières.
- Un besoin de protéger nos arrières.
- Mémoire de pauvreté, voire de manque de nourriture.
- Mémoire de manque d'eau.
- Mémoire d'histoire avec un désert.
- Mémoire de drame en lien avec le froid.

Le menton (double menton)

Ressentis stressants ou mémoires possibles à chercher dans notre vie ou dans notre généalogie :

- Un sentiment d'être étouffés.
- Mémoire de pendaison.
- Un sentiment d'être pris à la gorge.

- Un désir d'être choisis par quelqu'un d'important dans notre vie (amour, travail, enfant, patron, ami, etc.).
- Un sentiment de ne pas être suffisamment séduisants.
- Un sentiment de ne pas être suffisamment considérés.

Les mollets

Ressentis stressants ou mémoires possibles à chercher dans notre vie ou dans notre généalogie :

- Un besoin d'être à deux endroits en même temps sans y parvenir.
- Un désir de pouvoir ET de réaliser sa vie personnelle ET professionnelle.
- Mémoire d'une personne ayant dû sacrifier sa vie personnelle au profit de sa vie professionnelle OU sa vie professionnelle au profit de sa vie personnelle.
- Mémoire d'une personne prise entre deux pays à cause d'un manque d'argent (mémoire d'émigration possible).

Partie III

Aspect musculaire

Vouloir prendre ou enlever du poids

Dans certains pays, comme en Chine, la graisse est valorisée, car elle est une preuve d'un certain niveau social.

Dans notre société occidentale, la graisse est, le plus souvent, dévalorisée tandis que la minceur est, elle, présentée comme un idéal à atteindre. Le culte du corps apparaît. Il passe par un culte du muscle pour certains et par un culte de la maigreur pour d'autres.

La minceur est aujourd'hui valorisée, surtout chez les femmes. Il est donc moins fréquent de les voir complexées quant à leur éventuelle maigreur que les hommes.

De leur côté, les hommes, surtout, et les femmes, dans une moindre mesure, qui veulent grossir ou prendre soin de leur corps cherchent, le plus souvent, à prendre de la masse musculaire plutôt que de la graisse.

Les deux premières parties de cet ouvrage avaient pour vocation d'expliquer les raisons de la modulation de notre poids au travers de différentes situations de stress propres à chacun. Dans cette troisième partie, nous chercherons à comprendre les stress qui provoquent une difficulté à conserver ou à prendre du muscle malgré les efforts consentis pour l'obtenir.

Nous allons également chercher à comprendre les éventuels messages ou les leçons cachées derrière ces nouvelles problématiques que sont l'obsession de « vouloir » prendre du muscle ou celle de « vouloir » éliminer la graisse.

Cette partie s'adresse donc tant aux personnes souffrant de surcharges pondérales qu'aux personnes souffrant de sous-poids, les deux pouvant être dans cette problématique d'« absence » de muscle.

Aspect musculaire

Dans notre corps, le muscle joue un rôle important dans la variation de nos formes et de notre poids. Étant donné qu'il pèse plus lourd que la graisse, une prise de muscle engendre, le plus souvent, une prise de poids.

Certaines personnes, faisant du sport pour maigrir, peuvent ainsi avoir la désagréable surprise de voir l'aiguille de leur balance indiquer toujours le même poids, ou pire, voir celui-ci augmenter malgré leurs efforts. Si la transformation de la graisse en muscle peut être avantageuse pour nos formes, elle l'est moins pour notre poids.

La physiologie du muscle

Dans le corps, les muscles permettent de relier les os entre eux. La fonction des muscles est essentiellement de se contracter pour permettre l'action, le mouvement et la posture.

Il y a plusieurs types de muscles :

- Les muscles striés : ils sont sous le contrôle de notre volonté et permettent la mise en mouvement de notre corps.
- Les muscles lisses : ils sont présents dans les organes creux et facilitent le déplacement de substances dans le corps. Ils sont régis par le système nerveux végétatif autonome et ne sont donc pas sous le contrôle de notre volonté.
- Le muscle cardiaque : bien qu'il présente les caractéristiques d'un muscle strié, il n'est pas sous le contrôle de notre conscience.

Les muscles striés du squelette sont ceux qui nous intéressent ici. Ce sont eux qui ont un impact sur la forme de notre corps ainsi que sur notre poids. Ils sont constitués de deux types de fibres :

- Fibres de Type I, contraction lente : ces fibres sont fines et servent surtout à l'endurance.
- Fibres de Type II, contraction rapide : ces fibres sont plus puissantes et plus volumineuses, mais aussi plus fatigables.

Ces fibres sont innervées par des nerfs, et l'ensemble forme une unité motrice. Il y a des unités composées de fibres lentes (Type I) et d'autres, composées de fibres rapides (Type II).

Lors d'un effort, nous stimulons ces unités. Plus l'effort est grand et plus nous recrutons d'unités motrices. Il est difficile, voire impossible, de recruter toutes les unités motrices d'un muscle. Notre corps en garde toujours quelques-unes « de côté » en cas de besoin.

Le but d'un entraînement sportif est alors d'apprendre à recruter le plus d'unités motrices possible et, surtout, d'apprendre à les faire se contracter en même temps.

La contraction

Le muscle remplit sa mission en se contractant. Prendre du muscle, c'est augmenter notre capacité à contracter.

Contracter signifie « raccourcir les distances, réunir, rapprocher les parties ».

L'absence de muscle devient ainsi la manifestation d'un stress lié au contact. Elle traduit l'idée inconsciente de devoir rester éloignés des gens que nous aimons ou de notre terre pour répondre à nos besoins ou à ceux des nôtres, soit parce que nous devons les fuir (si nous sommes maigres) soit parce que nous devons nous en couper (si nous sommes gros).

Y a-t-il des séparations douloureuses ? Y a-t-il des éloignements douloureux avec un être aimé, avec un pays, avec la famille ? Y a-t-il des éloignements à cause de disputes ? Y a-t-il eu des éloignements provoqués par la nécessité ? Des personnes ont-elles dû se couper ou se cacher de leur famille pour s'unir ?

Lors d'une séparation ou d'un éloignement douloureux, le stress peut aboutir à ce qui suit :

- une perte de poids (si nous voulons nous libérer de l'influence et de l'emprise que l'autre a sur nous) ;
- une prise de poids (si nous voulons le récupérer, le rapprocher de nous et le garder en notre « pouvoir »).

Il y a alors deux manières possibles de prendre de la masse :

- Sur le féminin :

  Nous pouvons alors grossir et prendre de la masse graisseuse pour inconsciemment retenir ou récupérer l'autre. C'est la traduction d'une volonté d'être plus séduisants, de montrer que nous sommes dignes d'être choisis (voir chapitre « Surpoids et aspect physiologique de la graisse »).

- Sur le masculin :

  Nous pouvons alors chercher à bouger, à faire du sport. Nous prenons ainsi de la masse musculaire, traduisant par là notre désir de rapprocher l'autre de nous, d'être choisis en prouvant que nous sommes un dominant.

Que signifie et que vient nous apprendre « vouloir » prendre du muscle ?

Cela peut traduire, dans notre vie ou dans une partie de notre vie, le désir de rapprocher de nous quelqu'un ou quelque chose, le désir d'être réunis ou de réunir autour de nous les gens ou les choses importantes à nos yeux.

La loi d'attraction universelle a fait le lien entre masse et désir de rapprocher. La physiologie du muscle vient nous le confirmer.

Cas de Monsieur M très fin de nature

Monsieur M est amoureux d'une fille. Celle-ci rompt avec lui. Très affecté par cette séparation, il ne supporte pas l'éloignement. Perdu et sans trop savoir comment la récupérer et enlever sa douleur, il s'inscrira à une salle de sport. Lui, qui n'avait jamais fait de sport et qui ne s'était jamais intéressé à cela, fera de la musculation. Cette nouvelle obsession de vouloir prendre de la masse musculaire arrive inconsciemment pour résoudre son sentiment d'impuissance à la rapprocher de lui. Se calquant sans le savoir sur les lois de la nature, il cherche à prouver à son ex-petite amie qu'il est le mâle dominant qu'elle devrait ou aurait dû choisir.

Ressentis stressants ou mémoires possibles à chercher dans notre vie ou dans notre généalogie :

- Un regret (quelqu'un ayant échoué à faire ce qu'il voulait dans le travail, en amour, dans des passions, etc.).
- Une peur de l'échec.
- Un échec dramatique pour quelqu'un.
- Un rapprochement impossible (amour, travail, pays, famille, etc.).
- L'équation : mouvement = mort.
- Mémoire d'agonie difficile.
- Une séparation sans pouvoir retrouver les nôtres (émigration obligée, prison, fuite, etc.).
- « J'aimerais être en contact avec l'autre, mais je ne peux pas ou je ne dois pas l'être. »
- Un éloignement pour assurer la sécurité ou l'avenir des nôtres.
- Un éloignement d'une personne aimée parce qu'elle en a choisi un autre.

La puissance

Le muscle, surtout par les fibres de Type II, nous parle de puissance.

L'absence de muscle devient la manifestation d'un sentiment d'impuissance. Elle traduit l'obligation inconsciente de nous couper de notre puissance pour répondre à nos propres besoins ou à ceux des nôtres.

En physique, les équations de la puissance sont les suivantes :

$$\mathbf{P} = \frac{\mathbf{W}}{\mathbf{t}} \quad \text{ou} \quad \mathbf{P} = \mathbf{F} \times \frac{\mathbf{e}}{\mathbf{t}} \quad \text{ou} \quad \mathbf{P} = \mathbf{F} \times \mathbf{V}$$

P : puissance
W : travail
t : temps

P : puissance
F : force
e : distance parcourue
t : temps

P : puissance
F : force
V : vitesse

D'après ces formules de la physique mécanique, une grande puissance est donc le résultat d'un énorme travail dans un temps restreint, d'une grande distance parcourue en un temps infime ou d'une grande force déployée à très grande vitesse.

Un manque de muscle traduit une impuissance : une puissance égale à 0 dans notre corps.

D'après la première équation physique, moins il y a de travail, moins il y a de puissance ou plus un travail est fait sur un temps tendant vers l'infini, plus la puissance diminue.

L' « absence » de muscle et donc l'impuissance expriment le besoin de travailler moins pour pouvoir prendre notre temps, le sentiment que, dans une partie de notre vie, nos actions ne servent à rien, que nos agissements sont inutiles ou que nous n'arrivons pas à poser des actes pour amorcer un changement dans cette partie de notre vie.

Cela peut également parler d'un sentiment de travailler pour rien ou de ne pas avoir un bon rendement, une bonne productivité.

La deuxième équation met en évidence, dans l'absence de muscle, le besoin de faire une petite distance en un temps infini. Transposé à l'humain, c'est comme si nous devions rester sur place pour l'éternité, comme si nous ne devions pas bouger pour rester et répondre à nos besoins ou à ceux des nôtres ou que nous désirions que quelqu'un reste près de nous pour toujours.

Des personnes ont-elles été empêchées de se déplacer? Des gens se sont-ils sentis emprisonnés par l'arrivée d'un enfant? Des gens n'ont-ils pas pu aller et faire ce qu'ils voulaient pour pouvoir aider leur famille?

L'impuissance, au travers de la troisième formule, nous parle de l'ordre inconscient de ne pas frapper ou du sentiment de ne pas pouvoir le faire ou encore de celui de ne pas nous sentir capables de nous défendre ou d'attaquer.

D'après cette formule, être dans l'impuissance renvoie à enlever la force et/ou la vitesse : elle est comme un ordre inconscient de ne plus agir ou de ne plus réagir. Il peut y avoir associé une mémoire liée à une culpabilité d'avoir frappé quelqu'un, d'être parti ou d'être allé quelque part.

Ressentis stressants ou mémoires possibles à chercher dans notre vie ou dans notre généalogie :

- « Je veux, je dois enlever la souffrance pour toujours. »
- Mémoire d'esclavage, de personnes exploitées.
- Mémoire d'une personne ayant travaillé énormément pour pas grand-chose.
- Mémoire de chômage.
- Mémoire de souffrance entraînant un drame, voire un suicide.
- Mort ou drame au travail.
- Mémoire d'une personne n'ayant pu s'unir à cause de sa condition sociale trop basse.
- « Mon action est inutile ou dangereuse. »
- Mémoire d'une personne alitée pour éviter de tuer l'enfant lors d'une grossesse.
- Mémoire de naissance avec cordon autour du cou.
- Des accouchements problématiques.
- Mémoire de mort à l'accouchement (mère ou enfant).
- Impuissance devant un drame sans pouvoir faire quoi que ce soit pour l'empêcher.
- Un sentiment d'impuissance.
- Une peur de notre puissance.
- Une culpabilité d'avoir fait du mal à quelqu'un par l'une de nos actions.
- « Je ne me sens pas capable de réaliser ce que je veux. »
- Un manque de temps empêchant quelqu'un de réaliser ce qu'il souhaite (à cause du travail, de la famille, etc.).
- « Mon action est inefficace. »
- La volonté d'éliminer la violence.

- Mémoire de tentative d'avortement.
- « Je ne dois pas agir ou bouger. »
- Une soumission sans pouvoir dire ou faire quoi que ce soit (en amour, au travail, lors d'une guerre, etc.).
- Une résistance ou réaction ayant entraîné un drame.
- Une problématique avec une tombe.

Que signifie et que vient nous apprendre « vouloir » prendre du muscle?

1) Dans cette partie, à travers la première formule, cette volonté peut signifier que, dans notre vie ou dans une partie de notre vie, nous avons :

- Le désir de travailler moins pour gagner plus.
- Le désir d'être plus efficaces, plus productifs et d'avoir un meilleur rendement.
- Le désir d'être capables de prendre des risques, de faire des coups importants et, surtout, de sentir notre action utile.

Quelques leçons possibles dans notre vie ou dans certaines parties de notre vie:

Dans cette voie, il faudra faire attention à ne pas toujours chercher les chemins les plus courts et apprendre parfois à fournir des efforts sans forcément obtenir un résultat immédiat. Il s'agira d'apprendre à faire des choses nous paraissant rébarbatives en vue du succès de ce que nous souhaitons au fond de nous-mêmes.

2) À travers la deuxième formule, cette volonté peut signifier que nous avons :

- L'envie d'agir et de changer ce qui bloque dans notre vie.
- L'envie de modifier plus ou moins rapidement et radicalement la direction de notre vie ou, tout au moins, d'une partie de celle-ci.

- L'envie d'oser dévier de notre route et changer les choses qui nous coupent de notre bonheur. En fait, c'est l'envie d'oser bouger et avancer.

Quelques leçons possibles dans notre vie ou dans certaines parties de notre vie :

Ici, il pourra être important de faire attention à ne pas toujours chercher à tout changer. Parfois, il pourra être important de ne rien faire, d'apprendre aussi à être attentifs à nous poser et à réfléchir avant d'agir.

3) À travers la troisième formule, cette volonté peut signifier que, dans notre vie ou dans une partie de notre vie, nous avons :

- Le désir d'être plus spontanés, plus imprévisibles.
- L'envie d'être plus réactifs et moins dans la passivité ou, dans une moindre mesure, dans l'attente avant d'agir.
- Le désir de prendre des risques et d'oser agir dans l'instant.
- Le désir de faire de grandes distances en très peu de temps. C'est alors la traduction d'un désir de pouvoir nous déplacer plus vite pour rattraper quelqu'un pour le rejoindre ou, au contraire, pour le fuir.
- Le désir d'agir plus fort, de marquer ou de faire des coups d'éclat.

Quelques leçons possibles dans notre vie ou dans certaines parties de notre vie :

Il sera important d'être vigilants et d'apprendre à prendre notre temps, à laisser faire au lieu de vouloir toujours agir. Il faudra aussi apprendre parfois à prévoir, à laisser l'autre venir à nous au lieu de toujours chercher à le rejoindre ou à le fuir.

L'endurance

Les muscles composés pour faire partie des fibres de Type I nous parlent d'endurance, de tenir dans le temps. Les marathoniens en sont, par exemple, bien dotés.

Dans ce contexte, ne pas avoir de muscle exprime un sentiment d'incapacité à garder longtemps près de nous des gens ou des choses que nous aimons, l'incapacité à réunir autour de nous les gens que nous aimons. C'est le sentiment que tout est éphémère avec la peur qu'au fond, rien ne peut durer.

Ressentis stressants ou mémoires possibles à chercher dans notre vie ou dans notre généalogie :

- « Quoi que je fasse, cela ne dure pas. »
- Fait d'empêcher quelqu'un de s'éloigner (un enfant, un amour, etc.).
- L'impuissance à retenir l'autre.
- Quelqu'un qui est mort trop tôt.
- Une séparation brutale et prématurée sans ne rien pouvoir faire pour y remédier (enfant, parent, amour, etc.).
- « Je rêve de pouvoir garder l'autre près de moi sans m'en sentir capable ou sans réussir à le faire. »
- « Je ne dois pas ou ne peux pas être uni à l'autre, même si j'en ai pourtant envie. »
- « Je ne veux pas que l'autre s'éloigne de moi, mais je ne peux pas ou ne dois pas le retenir. »
- « Je rêve de retenir l'autre. »
- Mémoire de relations vécues comme trop courtes.
- Mémoire de relations extraconjugales.
- Un rêve de fuite ou de fugue avortée.

Que signifie et que vient nous apprendre « vouloir » prendre du muscle ?

Ici, cette volonté peut signifier que, dans notre vie ou dans une partie de notre vie, nous avons :

- Le désir de réussir à rapprocher de nous ou à garder près de nous plus longtemps quelqu'un que nous aimons ou que nous avons aimé.
- Le désir de stabiliser notre vie ou une partie de notre vie.

- Le désir de résister, d'aller contre une forme de fatalité dans un domaine de notre vie, le désir d'être capables d'endurer et d'avancer malgré les éléments contraires.
- Le désir de réussir à être constants dans nos choix pour avancer et aller plus loin malgré les freins et les obstacles auxquels nous pouvons faire face.

Quelques leçons possibles dans notre vie ou dans certaines parties de notre vie :

Dans cette tonalité, il faudra faire attention à ne pas toujours aller à contre-courant, apprendre aussi à faire des pauses et à nous arrêter, apprendre à ne pas toujours chercher à forcer le « destin » et à parfois laisser faire, à nous laisser porter.

La force

Notre force dépend de notre capacité à dépasser une résistance. Elle dépend du nombre de fibres (Types I et II) et d'unités motrices que nous avons, mais surtout de notre capacité à les activer **ensemble**.

Notre force progresse d'abord en favorisant le recrutement nerveux des fibres musculaires que nous possédons. Puis, les fibres s'hypertrophieront et deviendront plus grosses pour répondre à ce besoin d'augmenter notre force.

Ne pas être musclé, avoir du mal à prendre du muscle ou à le conserver traduit l'ordre inconscient de ne pas bouger ou de ne pas agir.

L' « absence » de muscle vient parler d'un manque de force. Elle traduit une obligation inconsciente de ne pas agir ou de ne pas faire *comme tout le monde*, de ne pas bouger ou nous déplacer *avec tout le monde*.

En extrapolant, nous pouvons y trouver le sentiment d'être à part, d'être différents des autres et de ne pas pouvoir être vraiment avec eux.

Qui a été écarté, mis de côté (dans la famille, à l'école, dans l'entreprise, etc.) ? Qui a été le « vilain petit canard » ? Des enfants ont-ils été conçus en dehors du foyer familial ?

L'absence de muscle exprime aussi le sentiment de ne pas pouvoir ou de ne pas devoir s'opposer à l'autre.

Qui n'a pas pu réaliser son rêve ? Qui n'a pas pu s'unir avec la personne de son choix ? Qui n'a pas pu faire le métier qu'il voulait ? Qui a été empêché de réaliser ce qu'il voulait ? Quelle opposition a provoqué un drame ?

Ressentis stressants ou mémoires possibles à chercher dans notre vie ou dans notre généalogie :

- « Je ne dois pas être avec les autres pour ma sécurité ou pour la leur. »
- Qui a été écarté, mis de côté (dans la famille, la fratrie, à l'école, dans l'entreprise, etc.) ?
- Qui a dû prendre des chemins de traverse pour assurer ses besoins ?
- Des voies parallèles.
- Mémoire de résistant, de hors-la-loi, etc.
- Des relations, des métiers ou des existences hors normes.
- Une césarienne.
- Qui a été empêché de réaliser ce qu'il voulait ?
- Qui a dû renoncer à son métier ou à son amour à cause de pressions extérieures ?
- Un mariage forcé.
- La force est dangereuse.
- Une soumission à quelque chose ou à quelqu'un sans avoir pu faire quoi que ce soit.
- Lien avec le sacrum, le calcanéum et le côlon.

Que signifie et que vient nous apprendre « vouloir » prendre du muscle ?

Cette volonté peut signifier que, dans notre vie ou dans une partie de notre vie, nous avons :

- Le désir de pouvoir agir avec les autres et d'être avec eux. C'est presque l'aspiration à avoir, dans une partie de notre vie, une existence normale et stable quand nous avons la sensation d'être, nous, en décalage.

Quelques leçons possibles dans notre vie ou dans certaines parties de notre vie :

Il est important d'être vigilants, de ne pas chercher systématiquement à nier notre différence et de ne pas toujours nous sacrifier et sacrifier nos envies ou nos besoins pour pouvoir être avec l'autre ou avec les autres.

Cette volonté de prendre du muscle, dans la tonalité de « la force », vient également nous dire d'apprendre à ne pas toujours chercher à faire les choses avec l'autre, en « binôme », à ne pas toujours faire comme l'autre par sécurité, mais aussi apprendre à faire par nous-mêmes.

Cette volonté peut signifier aussi que nous avons :

- L'envie d'aller au-delà de ce qui peut nous freiner dans la réalisation de ce que nous jugeons important dans notre vie, l'envie de dépasser ce qui nous bloque et ce qui nous empêche d'avancer dans notre vie.
- Le désir de nous sentir capables d'affronter quelqu'un, celui d'avoir le courage de nous opposer à lui.
- Le désir d'être suffisamment impressionnants pour pouvoir imposer naturellement nos souhaits. Au fond, c'est le rêve d'être capables de faire face à n'importe quelle situation et à n'importe qui au lieu de laisser la place et le champ libre à l'autre.

Quelques leçons possibles dans notre vie ou dans certaines parties de notre vie :

Il faut faire attention à ne pas toujours chercher à aller contre l'autre, à contre-courant, et à ne pas être systématiquement dans l'opposition et la contradiction de l'autre.

Éthologie et racine hébraïque

D'après Georges Lahy, la racine hébraïque de *muscle* est *sharar*. Elle renvoie à des notions telles que *chef*, *commandant*, *prince* ou *princesse*, *domination*, *pouvoir*, *tyrannie*.

Ainsi, la racine du mot *muscle* et l'éthologie vont dans le même sens.

L'absence de muscle raconte donc un désir de ne pas dominer ou une peur de le faire. De ce fait, il peut y avoir une peur d'être aux commandes et de prendre la responsabilité liée au pouvoir.

À l'inverse, nous pouvons également lire l'absence de muscle comme un désir d'enlever à l'autre la domination qu'il peut exercer sur nous.

Quelqu'un est-il mort parce qu'il avait occupé la place de numéro 1 ? Quelqu'un s'est-il senti impuissant à protéger l'un des siens ? Quelqu'un a-t-il eu à subir la tyrannie d'une personne (père, mère, gouvernement, etc.) ? Quelqu'un aurait-il rêvé d'être numéro 1 pour pouvoir sauver les siens ? Dans la famille, quelqu'un a-t-il été dangereux en tant que numéro 1 ? Quelqu'un a-t-il abusé de sa place de numéro 1 ?

Cas de Monsieur J

Monsieur J est très maigre et cherche sans y parvenir à prendre du muscle.

Son grand-père a eu une relation extraconjugale. Amoureux de sa maîtresse, il a vécu le drame d'être pris entre son foyer et son amour. De plus, sa maîtresse a eu un enfant de lui. Faisant partie de la haute société de son pays, il ne pouvait reconnaître l'enfant sous peine de perdre sa famille, sa réputation et sa place. Pour éviter le scandale, on a caché la grossesse et envoyé la dame dans un autre pays pour qu'elle y accouche et y laisse l'enfant. C'est elle qui y laissera finalement la vie.

À ce moment-là, le grand-père de Monsieur J a vécu un drame qu'il ne pouvait pas exprimer. Il se sentait comme un monstre d'avoir séduit cette femme, de l'avoir mise enceinte et d'avoir ainsi provoqué sa mort sans pouvoir l'aider et lui porter assistance.

Au fond, il se sent responsable de sa mort. Ses ressentis sont ainsi transmis inconsciemment à sa descendance.

Monsieur J exprime alors, par sa maigreur et sa grande difficulté à prendre du muscle ou à le conserver, l'obligation transmise par ses grands-parents biologiques de devoir être caché pour ne pas tout perdre, le regret de son ancêtre d'avoir séduit et mis enceinte sa maîtresse, le sentiment de culpabilité et d'impuissance à venir en aide à celle qu'il aimait et, ayant trahi sa famille et celle qu'il aimait, le sentiment d'être un monstre indigne d'être choisi et dangereux pour celles et ceux qu'il aime.

Une fois le lien fait avec cette histoire, Monsieur J me dit qu'il a toujours eu l'angoisse de pouvoir être un jour la cause de la souffrance de quelqu'un. Les rares fois où cela s'est produit, il s'est senti comme un monstre sans jamais vraiment comprendre pourquoi ce ressenti était aussi fort en lui. Ce ressenti était tel qu'il détournait les yeux quand une femme le regardait, par crainte qu'elle puisse imaginer qu'il voulait lui faire du mal.

Ressentis stressants ou mémoires possibles à chercher dans notre vie ou dans notre généalogie :

- « Je ne dois pas être numéro 1. »
- « Je ne mérite pas d'être choisi. »
- La peur de notre puissance.
- Avoir dirigé notre clan ou quelqu'un dans la mauvaise direction.
- Un sentiment d'avoir fait quelque chose de monstrueux à quelqu'un.
- Un sentiment d'avoir influencé négativement quelqu'un.
- Qui a été obligé de faire quelque chose qu'il ne voulait pas ?
- Assister, sans pouvoir faire quoi que ce soit, à un drame.
- La première place est ailleurs, le bonheur est ailleurs.

Que signifie et que vient nous apprendre « vouloir » prendre du muscle ?

Cette volonté peut signifier que, dans notre vie ou dans une partie de notre vie, nous avons :

- Le désir d'être numéro 1, de prendre les commandes.
- Le désir d'avoir la capacité de nous diriger nous-mêmes ou de guider les autres.
- Le désir d'être capables de nous protéger nous-mêmes et d'être capables de protéger les autres et d'affronter les problèmes.

Quelques leçons possibles dans notre vie ou dans certaines parties de notre vie :

Dans cette tonalité, il faudra faire attention à notre ambition et ne pas toujours chercher à grimper ou à être le chef ou le *leader* et prendre soin de ne pas toujours chercher à être responsables de tout et de tout le monde. En fait, il s'agit ici d'apprendre parfois à nous soumettre, à suivre et à écouter l'autre ainsi qu'à lui laisser la place et le devant de la scène.

Vouloir transformer la graisse en muscle

Bien souvent, les personnes qui se trouvent grosses aimeraient transformer une partie de leur graisse en muscle. Ce qui bloque ce passage est lié au stress inconscient que l'action (le muscle) provoque un drame, qu'agir ou décider a des conséquences désastreuses.

Au fond, cet axe graisse-muscle est le fruit de la transmission de l'idée qu'il vaut mieux vivre du remords de ne pas avoir fait que du regret d'avoir fait.

Que signifie et que vient nous apprendre « vouloir » transformer la graisse en muscle ?

Comme nous l'avons vu dans le chapitre « Surpoids et aspect physiologique de la graisse », celle-ci permet de créer des réserves pour le cas où nous « manquerions » dans le futur. Elle est la solution à la peur d'un drame qui pourrait survenir dans le futur. Par la deuxième loi de Newton, nous avons pu aussi voir que la graisse favorisait l'immobilisme.

Le muscle est lié à l'action et au mouvement. Sa fonction première est de nous permettre d'agir et de nous déplacer.

Cette volonté de transformer la graisse en muscle peut signifier que, dans notre vie ou dans une partie de notre vie, nous avons :

- Le désir d'apprendre à sortir de l'immobilisme pour agir et nous bouger.
- Le désir de sortir de la peur du futur, de sortir de notre tête les scénarios catastrophiques pour entrer dans le présent et l'instant afin d'agir.
- Le désir de sortir, dans une partie de notre vie, de l'attente et de l'immobilisme pour agir, pour profiter de la vie en lieu et place de la

craindre, d'arrêter d'envisager ce qui pourrait bloquer nos projets ou nos rêves pour commencer à agir, à les mettre en place et à les incarner dans notre vie.

- Le désir d'affronter un problème de notre vie au lieu de le ressasser et de remettre ainsi sa solution à demain.
- Le désir de sortir de la peur d'affronter.
- Le désir d'oser sortir du contrôle que nous cherchons à exercer sur notre vie ou le monde extérieur pour entrer dans une discipline personnelle afin de concrétiser et de réaliser ce que nous sentons être le mieux pour nous.

Quelques leçons possibles dans notre vie ou dans certaines parties de notre vie :

Il faudra faire attention à ne pas aller dans l'excès inverse, c'est-à-dire à ne pas toujours agir par des actes irraisonnés, sur des coups de tête, et apprendre à réfléchir avant d'agir, en fait, apprendre à mettre notre tête au service de notre action afin qu'elle la guide sans pour autant la bloquer. La tête décide et le corps agit. Si nous ne sommes que dans notre tête, la peur de toutes les éventuelles conséquences peut nous bloquer et nous empêcher d'agir et de créer notre vie. Si nous ne sommes que dans notre corps, nous avons alors l'énergie de tout faire, mais celle-ci est gaspillée parce qu'il n'y a pas de direction, d'objectif clair pour la canaliser.

Cette volonté d'éliminer de la graisse et de prendre, à la place, du muscle, nous invite à faire attention à laisser la tête diriger et donner la direction pour ensuite nous « couper » d'elle et aller dans notre corps afin d'agir et de permettre à notre créativité propre de s'exprimer pour faire notre vie.

« Dans quelle partie de ma vie suis-je dans l'attente (amour, travail, amitié, projets, etc.) ? Dans quelle partie de ma vie est-ce que je repousse ce que je sais devoir faire ? Dans quelle partie de ma vie est-ce que je repousse ce que je veux faire ? Qu'est-ce que je n'ose pas faire par peur des conséquences ? Qu'est-ce que je n'ose pas mettre en place dans ma vie ? »

Ressenti stressant ou mémoire possible à chercher dans notre vie ou dans notre généalogie :

- Chercher le regret énorme lié à une action faite ou à une décision prise.

Partie IV

Pour aller plus loin

Dans la nature, pour survivre, les espèces ont dû s'adapter au fil du temps à leur environnement. À chaque étape de leur évolution, elles ont eu à apprendre les leçons de ce qu'elles vivaient afin de pouvoir survivre. Lorsqu'une espèce ne trouvait pas la leçon ou ne l'apprenait pas, elle pouvait disparaître...

En tant qu'être humain, c'est pareil! Chaque étape de notre vie nous apporte son lot d'expériences pour que nous puissions évoluer et passer à l'étape suivante.

Certaines de ces leçons seront communes à tous les êtres humains ou à un groupe de personnes, tandis que d'autres seront propres à l'individu en fonction de son histoire familiale et de sa propre vie (par les événements la jalonnant, le comportement et les maladies).

Nous pouvons reprendre ce principe pour les cultures, les pays ou les nations. Chaque tranche de l'histoire est la résultante d'adaptations ou de réactions à des stress et à des traumatismes d'époques antérieures. Par exemple, la Société des Nations puis l'Organisation des Nations Unies et les mouvements *peace and love* sont des réponses, des réactions aux deux guerres mondiales dans l'espoir de régler les conflits pacifiquement au lieu de les régler par les armes et dans les larmes.

Au travers de son système politique, économique, de ses événements propres, de ses fléaux et de ses réussites, chaque époque portera des leçons pour que la société puisse survivre, grandir et évoluer.

Dans cette optique, il n'y a pas de société en avance ni en retard l'une par rapport à l'autre. Chacune, comme chaque individu, aura son rythme et son propre ordre d'apprentissage.

L'adaptation aux stress du passé est notre héritage du monde biologique. Dans ce système, nous avons souvent tendance à réagir à ce qui nous entoure et aux événements pour, inconsciemment, survivre.

Pour nous aider à avancer, le but est plutôt de comprendre notre système biologique de survie pour tenter d'entrer dans un système biologique de vie où **nous agissons au lieu de systématiquement réagir**.

Nous allons donc tenter de comprendre à quels stress de son histoire la société occidentale tente de s'adapter par son obésité et quelle leçon elle peut en tirer.

Attention!

Le but n'est pas de rentrer dans un jugement. Au contraire, le but est de sortir de ce qui est bien ou mal pour ne pas être en réaction émotionnelle. Il s'agit juste de faire le constat de ce qui est, sans jugement aucun, pour tenter de comprendre les origines de ce problème de société et d'en tirer des enseignements.

Difficulté à perdre du poids

Dans notre mémoire animale, plus il y a de la masse, mieux c'est. Dans la nature, ce sont souvent les dominants de la meute qui sont les plus gros puisque ce sont eux qui mangent en premier et en plus grande quantité.

Grossir s'apparente, de ce fait, à un signe extérieur de richesse. C'est la preuve de notre puissance et donc le signe que nous sommes séduisants et dignes de faire partie de l'élite du groupe. Certains pays, comme la Chine, peuvent avoir cette vision. L'embonpoint y est plutôt bien perçu, car il peut être le reflet d'un niveau de vie élevé.

Aujourd'hui, dans la société occidentale, c'est le message inverse qui est le plus souvent véhiculé. L'absence de graisse devient la référence, et la minceur, voire la maigreur, sont valorisées. La haute couture en vante les mérites et beaucoup de magazines présentent l'absence de graisse comme le modèle idéal à atteindre pour pouvoir séduire et faire partie de l'élite et des canons de la société.

Ainsi, à notre époque, quand nous cherchons à être séduisants, à plaire ou à être choisis, quand nous cherchons à avoir de la valeur, une place importante et à être plus reconnus dans notre groupe, une dualité apparaît. La partie animale et « archaïque » de nous-mêmes nous demande inconsciemment de grossir pour y parvenir, tandis que la partie « d'aujourd'hui » liée à notre environnement social nous demande inconsciemment de maigrir.

La graisse étant le transposé de notre valeur, notre société, en valorisant son élimination, nous propose donc une équation folle :

« Pour avoir de la valeur, je dois perdre toute ma valeur. »

Nous comprenons pourquoi il est si difficile de maigrir et surtout de rester minces une fois que nous avons perdu du poids :

- En maigrissant, notre cerveau « archaïque » est en stress et s'estime sans valeur et en danger de mort.

- En grossissant, notre cerveau « d'aujourd'hui » est en stress et s'estime sans valeur et en danger d'être mis à l'écart, rejeté et dévalorisé.

Nous entrons donc dans une dualité où aucune solution ne semble bonne pour l'ensemble de notre être, d'où la difficulté à perdre du poids.

Parallèle entre les conflits du poids et certains comportements de la société occidentale

Comme nous l'avons déjà évoqué, la société occidentale affronte des problématiques d'obésité de plus en plus importantes. C'est aussi elle qui prône la minceur comme modèle à atteindre. Grâce aux conflits trouvés pour l'obésité et la minceur, un parallèle avec certains aspects et comportements de notre société peut être fait :

- Le sous-poids, la maigreur, peut être la manifestation d'un besoin de liberté, d'un besoin de sortir du contrôle ou d'échapper à l'emprise de l'autre. La société occidentale, qui prône la maigreur, est également celle qui prône la liberté dans le monde.
- La prise de poids peut exprimer le besoin inconscient d'intimider, de contrôler et d'influencer l'autre. La société occidentale qui souffre de surcharge pondérale est également celle qui cherche à contrôler et à influencer le reste du monde. Elle a même développé et poussé le concept d'intimidation jusqu'à son paroxysme en créant les armes de dissuasion et en créant la bombe nucléaire. De cette manière, elle a pu établir son hégémonie sur le monde en promettant l'anéantissement à tout agresseur qui la placerait dans une position sans issue.

En fait, la société occidentale vante la maigreur, mais vit l'obésité. En parallèle, nous pouvons remarquer qu'elle est la société qui prône la liberté, mais cherche concrètement à garder le contrôle sur le reste du monde.

Il peut aussi être intéressant de faire un parallèle entre l'évolution de la libération de la femme dans la société occidentale et celle de l'obsession de la minceur chez la gent féminine :

- Cette obsession peut venir exprimer le besoin de la femme d'être libre et de s'affranchir de l'emprise de l'homme. Dans l'autre sens, les prises de poids chez la femme peuvent venir exprimer le besoin de s'imposer en intimidant celui qui pourrait chercher à l'empêcher de prendre sa liberté (par exemple, l'homme). Dans ce contexte, la prise de poids chez la femme, au cours du temps, peut aussi venir exprimer le besoin de contrôler et de gérer elle-même sa vie.
- De l'autre côté, l'évolution de l'obésité masculine peut venir exprimer le besoin de garder le contrôle sur ce qui commence à lui échapper (ici, la femme).

Voici d'autres parallèles possibles :

- La graisse est le transposé de l'argent. La société occidentale, sujette au surpoids, est celle qui est la plus riche et qui place l'argent comme valeur centrale.
- La prise de poids peut exprimer un besoin d'« attirer » à soi. La société occidentale est souvent perçue, par les pays dits « en voie de développement », comme étant l'eldorado. Ainsi, elle attire et ouvre ses bras à de nombreuses personnes qui espèrent y trouver richesses et réussites. Le rêve américain en était la plus belle illustration.
- La graisse permet de mieux s'isoler du monde extérieur. Les Américains, chez qui l'obésité est un problème de société, ont aussi eu une propension à vouloir vivre isolés du reste du monde (l'isolationnisme).
- La graisse symbolise une barrière. La société occidentale, qui a des problèmes de poids, est celle qui a divisé, au cours de son histoire, le monde en sphères d'influence, allant même jusqu'à créer, artificiellement, des frontières (par exemple, en Afrique, du temps des colonies; Yalta, à la fin de la Deuxième Guerre mondiale, etc.). D'un autre côté, la société occidentale prône la maigreur (enlever la graisse), ce qui peut être mis en parallèle avec un désir d'enlever ou d'ouvrir des barrières (entre les pays, avec Internet, etc.).

Le besoin d'attirer à soi d'un côté et celui de mettre des barrières de l'autre peut être révélateur d'un stress. En attirant ou en faisant venir à elle d'autres cultures et d'autres mondes peut surgir, chez tous, la peur archaïque de l'inconnu et de la différence. La crainte que l'autre ne soit peut-être pas un allié, mais un ennemi, peut ainsi amener, en réaction archaïque, la mise en place de nouvelles barrières (donc la graisse).

La société occidentale peut alors prôner l'ouverture à l'autre (en parallèle, prôner la minceur), mais vivre concrètement une mise en place de barrière par un repli sur soi communautaire ou national (en parallèle, être devant une obésité grandissante).

Causes et origines possibles de l'embonpoint ou de la minceur, comme idéal, dans la société occidentale

Pour comprendre pourquoi notre société s'est adaptée en prenant du poids et en cherchant à le perdre, nous allons prendre l'exemple de la France et des États-Unis, pays tous deux très touchés par cette problématique.

Le but est alors de comprendre les stress qui ont accompagné la « naissance » de ces nations afin de comprendre à quoi s'adapte, inconsciemment, notre société en prenant du poids.

Ces deux nations ont émergé au nom du principe et de l'idéal de la liberté (qui est le « représenté » de la minceur) pour la France d'aujourd'hui, lors de la Révolution française, et pour les États-Unis, lors de la guerre d'Indépendance.

Historiquement, ces deux pays ont cherché à se libérer de l'emprise et du contrôle d'un roi au nom de la liberté, ce qui peut programmer ainsi en transposé la maigreur comme idéal à atteindre pour le futur de ces nations.

Mais, à peine après avoir échappé au contrôle du roi et proclamé la liberté de la nation, ces deux pays se sont retrouvés dos au mur :

- La France, parce qu'elle était entourée de pays royalistes effrayés par ses nouvelles idées et qui souhaitaient anéantir ce nouveau régime basé sur la liberté (entre autres).
- Les États-Unis, parce que le Royaume-Uni, l'un des empires les plus puissants de l'époque, en voulant conserver son bien, était venu les

combattre sur leur sol, ne laissant pas de possibilité de repli aux combattants de cette nouvelle nation.

La France comme les États-Unis étaient dans une impasse. En position de faiblesse, incomprises, menacées et même agressées par le monde extérieur, ces nations nouvelles se retrouvaient dans la position biologique de l'animal acculé. En solution de survie, elles ont donc commencé à chercher à intimider, à contrôler et à influencer l'autre afin de le dissuader de l'attaquer. Pour retrouver leur sécurité, elles ont dû combattre l'autre pour lui imposer leur point de vue et leur idéal. Par la suite, ces nations ont cherché à propager, plus ou moins pacifiquement, cette idée nouvelle qui place la liberté au centre de tout afin que cette pensée ne soit plus susceptible de menacer leur sécurité.

Ces deux pays ont donc été fondés et existent grâce à deux informations :

- « Nous voulons la liberté et nous existons grâce à ce principe (programmant l'idéal et l'obsession de la minceur). »
- « Nous devons intimider et contrôler l'autre pour ne pas être tués et permettre à cette liberté d'exister (programmant dans notre corps le surpoids). »

Ces deux informations ont été vitales pour ces régimes. C'est pourquoi nous pouvons imaginer qu'elles sont entrées dans l'inconscient collectif de ces pays.

Une partie de la société occidentale est donc porteuse, dans sa mémoire, d'un paradoxe : vouloir la liberté pour tous (et vouloir sortir du contrôle de l'autre) tout en devant contrôler et donc priver l'autre de sa propre liberté :

- Contrôler pour ne pas être contrôlés.
- « Je veux que l'autre soit libre à condition qu'il n'échappe pas à mon contrôle et à ce que je juge bien. »
- C'est nous OU l'autre.

Cette société occidentale est donc porteuse d'une lutte de pouvoir pour la survie (dont le surpoids est un transposé). Elle doit, de fait, faire attention à ne pas passer de la place de contrôlé, soumis et « sujet » à celle de contrôlant, dominant et « tyran », faire attention à ne pas passer du statut de « victime » à celui de « bourreau », pour son bien et celui de l'autre.

Ce paradoxe trouvera aussi un écho dans notre corps. Si l'intimidation a permis de sauver la liberté dans l'histoire de notre société, alors, en transposé, une idée folle et inconsciente peut naître : le surpoids est donc le gardien et le protecteur de la minceur.

Ce qui peut expliquer à nouveau pourquoi il peut être si difficile de maigrir ou de conserver sa minceur, une fois celle-ci atteinte.

Les leçons du poids

Après avoir compris à quel stress notre société s'adapte inconsciemment, nous pouvons nous demander ce que peuvent venir apprendre ces problématiques à notre société ainsi qu'à nous-mêmes qui en faisons partie intégrante.

La leçon

Il faut transposer et mettre en place, dans notre vie, la modification de la physiologie de notre organisme afin de ne plus avoir à la vivre dans notre corps (voir introduction).

Dans ce chapitre sont proposées quelques leçons possibles liées au surpoids associé à l'obsession de la minceur.

Attention !

Cela ne signifie pas que chaque leçon est forcément pour nous. Il s'agit de voir celles qui résonnent dans notre vie et celles qui sont en lien avec les conflits qui ont pu résonner pour nous dans le livre. Si les ressentis à l'origine du surpoids peuvent être communs à beaucoup de gens, les histoires où ils se trouvent sont propres à l'individu. Ces histoires seront également porteuses de leçons précises, mais comme elles sont liées à l'histoire unique de chacun, il n'est pas possible de les évoquer ici.

La graisse dans le corps comme transposé de l'argent

La graisse est le transposé archaïque de l'argent et de la richesse. Au fond, en vivant l'obésité et en valorisant la suppression de la graisse, notre société nous demande inconsciemment d'apprendre à enlever l'argent, le matériel, pour apprendre à mettre de la valeur dans d'autres énergies.

C'est alors comme si nous avions à apprendre ce qui suit :

- À ne plus considérer l'argent, le matériel, comme unique gage de la valeur de quelqu'un.
- À retrouver la valeur intrinsèque de chacun et de chaque chose.

Maintenant que notre société occidentale est dans la sécurité matérielle et que notre survie, en tant que peuple ou nation, n'est plus menacée dans ce besoin, c'est comme si elle devait apprendre, pour son évolution, à envisager un autre système de valeurs. Cette énergie y aurait sa place parmi les autres, sans forcément être la plus importante, la première ou la centrale.

Le surpoids, associé à l'obsession de vouloir perdre notre graisse, peut alors nous donner les leçons suivantes :

- Apprendre dans notre vie et dans nos relations avec l'autre à ne pas mettre systématiquement l'apparence, la matière, l'argent au centre de tout, sans pour autant nier ou dévaloriser cette énergie.
- Apprendre à sortir de l'idée que seuls l'argent ou le matériel déterminent la valeur de quelque chose ou de quelqu'un.
- Apprendre à sortir du jugement basé uniquement sur la forme, le *marketing* et l'apparence.
- Apprendre à nous détacher de la matière et de l'« avoir », sans pour autant l'abandonner, pour valoriser et entrer en contact avec le fond et avec l'« être ».
- Apprendre à reconnaître et à répondre à nos propres besoins et désirs sans pour autant nier ceux de l'autre.
- Apprendre à reconnaître et à accepter notre propre valeur, nos propres qualités et défauts sans pour autant les juger.
- Entrer en contact, valoriser et redonner une plus grande place, dans notre société et notre vie, à notre propre créativité, à notre cœur, à nos idées, à nos valeurs, à notre spiritualité (quelle qu'elle soit) ainsi qu'à celles des autres dans le but de hisser ces énergies au même niveau d'importance que l'énergie de la matière et de l'argent.

- Considérer toutes ces énergies comme d'égale importance, même si certaines sont moins palpables et moins mesurables que d'autres.
- Comprendre que l'argent et le matériel sont des critères parmi d'autres, mais plus LES seuls critères.
- Etc.

La prise de poids comme moyen d'intimidation

En ayant de la graisse et en nous demandant de l'enlever, notre société nous invite inconsciemment à ceci :

- Sortir des luttes de pouvoir avec l'autre et sortir du système visant à intimider et à écraser l'autre (héritage du monde animal et de nos mémoires fondatrices).
- Sortir de l'esprit systématique de compétition, sortir du « nous OU l'autre » pour apprendre à vivre le « nous ET l'autre ».
- Sortir du système où nous survivons contre l'autre pour apprendre à vivre avec lui.
- Apprendre à prendre notre propre place sans chercher à éliminer l'autre de la nôtre.
- Apprendre à affirmer nos besoins et désirs sans pour autant les imposer à l'autre.
- Apprendre à sortir du système qui nous met toujours sous pression.
- Apprendre à diminuer la pression dans notre vie.
- Apprendre à remettre de la douceur dans notre vie, à être doux avec nous-mêmes.
- Apprendre à nous respecter et à respecter l'autre.

La graisse comme résultante du manque et d'une peur du futur

En demandant de retirer la graisse, notre société et nous-mêmes avons à apprendre ceci :

- À sortir du principe visant à gouverner, à avancer et à informer par la peur : celle de l'autre, celle de manquer, celle du lendemain, celle de l'extérieur.

- À sortir de la peur que l'autre ou qu'un événement ne puisse venir nous prendre notre futur ou notre avenir.
- À sortir du système basé sur la peur de manquer, à sortir du système nous donnant, sans arrêt, l'impression qu'il nous manque quelque chose pour être heureux (intellectuellement, émotionnellement, matériellement, dans notre créativité, etc.), à apprécier et à valoriser ce que nous avons et ce que nous sommes.
- À regarder et à sublimer ce que nous voyons comme un manque, ce que nous percevons chez nous comme une lacune ou un défaut, à voir en quoi ils sont bons et positifs pour nous afin qu'ils deviennent à leur tour des moteurs dans notre vie au lieu d'être des freins.
- À prendre conscience de ce que nous apportons en plus au lieu de nous focaliser uniquement sur nos lacunes ou sur ce qui nous manque, sans pour autant les nier.
- À regarder ce que l'autre apporte en plus, les plus de l'autre, au lieu de nous focaliser sans arrêt sur ce qui lui manque, ce qu'il n'a pas ou ce qu'il n'est pas.
- À nous accepter comme nous sommes et à faire de même avec l'autre.
- À déterminer nos besoins et à nous discipliner pour réaliser ce qui est important pour nous.

La graisse en trop nous demande aussi d'apprendre ce qui suit :

- À ralentir le temps, à nous poser et à sortir du système basé sur le tout, tout de suite.
- À prendre notre temps et à arrêter de toujours courir et d'être dans une fuite en avant (course à l'information, au *scoop*, au matériel, à la connaissance, etc.).
- À nous poser pour faire le point, trier, comprendre, afin de poser ensuite des actions au lieu de toujours prendre des décisions en réaction à des événements.

En nous demandant d'enlever la graisse, nous cherchons à :

- Nous autoriser à changer de direction si celle-ci n'est plus bonne ou si celle-ci ne nous convient plus.
- Apprendre alors à vivre dans l'instant, dans le présent ou plutôt dans le futur immédiat.

La graisse comme barrière

Notre société, par la barrière de la graisse, manifeste une forme de repli sur nous pour nous protéger de l'autre. Ce repli peut être à la fois individuel, communautaire ou national.

Notre société, en nous demandant de retirer la graisse qu'elle a en trop, à ce moment précis de son histoire, nous invite, alors, inconsciemment à apprendre ce qui suit :

- À enlever nos propres barrières, nos limites qui nous empêchent d'oser faire ou penser.
- À nous offrir à l'autre, à offrir ce que nous sommes, sans crainte qu'il ne nous fasse du mal (sans pour autant tomber dans l'excès inverse de toujours montrer ce que nous sommes).
- À remettre en cause certaines de nos règles, barrières, limites qui ont eu leur utilité, mais qui sont peut-être obsolètes aujourd'hui pour nous (donc « enfermantes » et limitantes). Cela ne veut pas dire une absence de règles, mais juste un apprentissage à les faire évoluer et à les déplacer pour qu'elles soient utiles et motrices, et non vécues comme un frein, afin de pouvoir avancer.
- À déterminer et à mettre nos limites avec l'autre sans pour autant l'enfermer à l'intérieur de ces limites.
- À enlever les barrières et les murs qui sont entre nous et l'autre (placer et déterminer nos limites sans pour autant ériger des murs).
- À comprendre l'autre afin de ne plus en avoir peur et de ne plus nous en méfier systématiquement.
- À accepter l'autre sans pour autant être toujours d'accord avec lui.
- À ne pas nier l'autre sans pour autant *nous nier nous-mêmes.*
- Sortir de l'esprit de clan et d'une forme d'individualisme pour entrer en contact avec l'autre.
- Sortir du principe de « diviser pour régner » afin d'entrer dans une vision de l'ensemble pour avancer, apprendre à sortir de l'individuel pour entrer dans l'universel.
- Rencontrer l'autre dans le présent pour vivre AVEC lui et non plus CONTRE lui et construire un futur ensemble, au lieu de construire un futur à ses dépens.
- Etc.

En conclusion, la problématique de poids nous demande donc, après avoir aboli les frontières entre les pays, d'abolir les frontières entre les êtres, d'apprendre à respecter, à accepter et à reconnaître la différence, la particularité et l'apport de chacun et le nôtre sans chercher à donner plus de valeur à l'un ou à l'autre.

Au fond, c'est apprendre, dans notre relation à l'autre en général ou dans notre couple en particulier, à imiter le corps humain. Chaque organe a sa place et fonctionne, échange et partage AVEC l'autre tout en restant, pourtant, différent de lui. Dans ce système, personne ne se nie et personne n'est nié. Chacun apporte ce qu'il est et est reconnu comme indispensable à l'ensemble pour que celui-ci puisse vivre.

Ce sont cette acceptation et cette reconnaissance mutuelle qui permettent à l'ensemble de fonctionner comme un tout.

Ainsi apparaît l'égalité en lieu et place des luttes de pouvoir visant à mettre en dette l'autre et à le placer dans notre dépendance pour le convaincre que nous sommes meilleurs et donc indispensables à sa vie.

Les problématiques de poids nous invitent donc à sortir de la peur de l'autre pour vivre pleinement notre liberté avec lui dans un esprit **d'égalité et de fraternité**.

Partie V

Index du poids à enlever ou à prendre

Cet index donne des pistes de réflexion liées à la deuxième grille de lecture décrite dans la Partie II sous « La numérologie du poids », soit « Je veux perdre (ou prendre) X kilos (ou livres). »

À chaque nombre sa signification. Pour avoir des pistes de réflexion sur un nombre au-delà de 30 kg (ou lb) à enlever (ou à prendre), il est possible d'additionner les chiffres composant le nombre du poids, jusqu'à obtenir une valeur comprise entre 1 et 20. Vous pouvez alors vous référer dans cet index à ce chiffre ou à ce nombre. Bien d'autres pistes, plus spécifiques, sont possibles, mais, faute de place, il est difficile de toutes les mettre dans cet ouvrage.

Par exemple, si l'on veut perdre 48 kg (ou lb), on peut additionner 4 + 8 = 12. Il faut alors voir les conflits liés à 12.

Attention !

Toutes les pistes données ne sont pas exhaustives et ne sont pas obligées de résonner dans la vie de chacun. Ce sont des pistes de réflexion. Il s'agit donc de les prendre une par une et de voir si elles nous interpellent dans notre propre vie ou si nous les retrouvons dans l'une des histoires de notre famille ou lors de notre venue au monde. Si ce n'est pas le cas, nous les mettons de côté et nous les considérons comme ne nous appartenant pas et, surtout, comme n'étant pas pour nous.

Vouloir enlever ou prendre 1 (10 ou 100) kg (ou lb)

Voici quelques pistes à chercher dans sa vie ou dans celle de sa généalogie en lien avec les stress suivants :

- Se protéger du silence de l'autre ou vouloir se protéger soi-même par le silence.
- Se sentir obligé de parler quand on voudrait garder le silence.
- Se sentir obligé de garder le silence quand on voudrait parler.
- Dualité entre le désir et le refus de révéler ou de dire certaines choses à quelqu'un.
- « Je m'empêche d'exprimer ce que je pense. »
- Regret ou remords lié à une parole.
- Une peur de ce que peut faire l'autre.
- Difficulté à commencer quelque chose.
- Mémoire d'une personne ayant eu du mal à tomber enceinte.
- Problématique reliée à l'enfant.
- Règles jugées abusives ou trop contraignantes.
- Ne pas supporter les règles et s'y opposer ou au contraire tenter de leur échapper.
- Vouloir s'opposer ou échapper aux principes de quelqu'un.
- Mémoire d'une personne ayant désobéi.
- Problématique pour faire les choses, les faire à contrecœur ou ne jamais les faire (voir alors une notion de paresse).
- Regret ou remords lié à une action.
- Reporter à demain.
- Enseignement rébarbatif.
- Problématique de choix, sentiment d'être forcé de choisir et de décider quand on voudrait que ce soit quelqu'un d'autre qui le fasse ou ne pas réussir à choisir et à décider.
- Dilemme douloureux.
- Une dispute, un conflit avec quelqu'un.

Rêve ou besoin

- Rêve ou besoin d'action.
- Rêve ou besoin de pouvoir faire tout ce qu'on veut.
- Rêve ou besoin de pouvoir mettre ses propres règles.
- Rêve ou besoin d'oser affronter l'autre.
- Rêve ou besoin de pouvoir choisir.
- Rêve ou besoin de pouvoir faire les choses immédiatement.
- Rêve ou besoin de silence.
- Rêve ou besoin d'un outil supplémentaire.
- Rêve ou besoin de vivre selon ses propres règles.
- Rêve ou besoin de croire que tout est possible.
- Etc.

Vouloir enlever ou prendre 2 (20 ou 200) kg (ou lb)

Voici quelques pistes à chercher dans sa vie ou dans celle de sa généalogie en lien avec les stress suivants :

- S'accrocher alors qu'on sait qu'on devrait lâcher OU lâcher alors qu'on sait qu'on devrait s'accrocher.
- Rester à une place qu'on sait ne plus être bonne pour soi.
- Quitter une place sans se battre pour elle alors qu'elle pourrait être bonne pour soi.
- Problématique de place. Ne pas se sentir à sa place, ne pas savoir où elle se trouve.
- Mémoire d'une personne rejetée d'une maison ou d'une entreprise, d'une école, d'une classe, d'un groupe, etc.
- Mémoire de fugue.
- Mémoire d'émigration.
- Problématique liée à la gestation d'un projet.
- Problématique de grossesse.
- Mémoire de fausse couche.
- « Je dois faire face au silence de ma mère », ou « je dois fuir le silence de ma mère », « j'aimerais avoir davantage une maman ».
- Besoin d'une « maman » ou d'être plus « maman ».
- Être dans le mutisme ou subir le mutisme de quelqu'un.
- Tout conserver et être encombré ou ne rien réussir à garder (argent, connaissance, mémoire, amour, travail, etc.).
- Attente insupportable.
- « J'ai peur de mes désirs. »
- « J'ai peur d'être jugé à cause de mes désirs. »
- Frustration.
- Problématique liée aux préliminaires en trop ou pas assez.
- Sentiment de culpabilité bloquant.

- Sentiment de solitude.
- Mémoire de femme se sentant seule.
- Mémoire de femme ayant « fauté » qui s'est ensuite sentie seule.
- Mémoire de femme enfermée.
- Jardin secret à protéger.
- Secret lourd qu'on doit garder pour soi.

Rêve ou besoin

- Rêve ou besoin d'avoir un foyer dans lequel on se sent pleinement bien.
- Rêve ou besoin de trouver une entreprise, une école ou un lieu fait pour soi.
- Rêve ou besoin de trouver sa place au sein d'un groupe.
- Rêve ou besoin d'avoir plus de moyens pour réaliser ce qu'on souhaite.
- Rêve ou besoin de changer de travail ou de trouver celui qui correspond à ses besoins et qui permet de gagner sa vie.
- Rêve ou besoin d'être ou d'avoir une « maman ».
- Rêve ou besoin d'avoir plus de temps pour faire des choses pour soi ou pour un projet.
- Rêve ou besoin d'être mieux préparé pour réaliser un projet.
- Rêve ou besoin d'avoir plus de connaissances dans un domaine.

(voir aussi les pistes « Rêve ou besoin » de : 3 kg ou lb)

Vouloir enlever ou prendre 3 (ou 30) kg (ou lb)

Voici quelques pistes à chercher dans sa vie ou dans celle de sa généalogie en lien avec les stress suivants :

- Ne pas réussir à donner naissance à quelque chose qui est important pour soi.
- Faire trop de choses en même temps et se disperser.
- Trop ou pas assez de productivité.
- « Mon manque d'enthousiasme et de spontanéité me joue des tours. »
- « Mon enthousiasme et ma spontanéité me jouent des tours. »
- Sentiment d'être entre deux.
- Drame lors d'une naissance, par exemple une femme morte en couches ou un enfant mort à la naissance.
- Départ insupportable de l'autre.
- Désir que l'autre soit dans sa dépendance : « J'ai envie de manquer à l'autre. »
- Problématique dans la fratrie.
- Besoin d'être le numéro 1 de l'autre, d'être traité comme une reine.
- Rivalité avec une autre femme qui prend la première place.
- Problématique d'héritage ou d'assurances.
- Problématique avec l'argent de poche.
- Problématique de retraite.
- Vouloir être plus séduisant et avoir peur de la séduction de l'autre.
- Trop ou pas assez de légèreté dans sa vie.
- Histoire de circoncision.
- Vouloir faire plein de choses en même temps sans y parvenir.

Rêve ou besoin

- Rêve ou besoin d'être plus polyvalent.
- Rêve ou besoin de plus d'autonomie, d'indépendance.
- Rêve ou besoin de plus de légèreté et de spontanéité dans sa vie.
- Rêve ou besoin d'être plus productif.
- Rêve ou besoin d'être ou d'avoir enfin une reine.
- Rêve ou besoin d'une meilleure communication avec l'autre.
- Rêve ou besoin de plus de contact dans sa vie.
- Rêve ou besoin d'être davantage le centre d'attention de l'autre.
- Rêve ou besoin de partir, d'avoir plus de liberté ou de reprendre sa liberté.
- Rêve ou besoin d'être plus femme.

(voir aussi les pistes « Rêve ou besoin » de : 6 kg ou lb)

Vouloir enlever ou prendre 4 (ou 40) kg (ou lb)

Voici quelques pistes à chercher dans sa vie ou dans celle de sa généalogie en lien avec les stress suivants :

- Problématique de place.
- Laisser sa place à l'autre et ne pas lutter pour conserver son territoire, sa place, OU lutte pour conserver son territoire, sa place (en amour, au travail, etc.).
- Manque de père.
- Mémoire d'agression.
- Mémoire d'homme voulant tout contrôler dans la vie de l'autre.
- Mémoire d'homme violent.
- Sentiment ou peur d'être forcé de faire quelque chose qu'on ne veut pas faire.
- Sentiment d'insécurité, d'instabilité.
- Culpabilité d'avoir fait du mal à quelqu'un.
- Vouloir s'opposer ou au contraire fuir les règles et les limites.
- Sentiment d'avoir trop de responsabilités.
- Mémoire de résistants, de rebelles.
- Mémoire d'enfant s'opposant ou voulant sortir de l'emprise d'un père.
- Problématique liée aux origines et à l'identité.
- Devoir imposer son identité.
- Vouloir fuir ou cacher son identité.
- Mémoire d'une personne ayant vécu des drames à cause de son identité (homosexuel, Juif, Arabe, etc.).
- Trop ou pas assez cartésien.
- Être trop ou pas assez dans la matière.
- Toujours en opposition quand on voudrait laisser couler.
- « Je suis toujours en fuite quand je rêverais de réussir à m'opposer à l'autre. »
- Mémoire d'émigration forcée ou pour nourrir les siens.

Rêve ou besoin

- Rêve ou besoin d'avoir ou de construire sa place.
- Rêve ou besoin de trouver sa sécurité (émotionnelle, financière, etc.).
- Rêve ou besoin d'être ou d'avoir un protecteur.
- Rêve ou besoin d'avoir des responsabilités tout en en ayant peur.
- Rêve ou besoin d'être ou d'avoir un homme fort, protecteur, capable de gérer une situation, de prendre des décisions.
- Rêve ou besoin d'être ou d'avoir davantage un père.
- Rêve ou besoin de concrétiser quelque chose d'important pour soi.
- Rêve ou besoin d'être à l'origine de choses ou de projets importants pour l'autre.

(voir aussi les pistes « Rêve ou besoin » de : 10 kg ou lb)

Vouloir enlever ou prendre 5 (ou 50) kg (ou lb)

Voici quelques pistes à chercher dans sa vie ou dans celle de sa généalogie en lien avec les stress suivants :

- Volonté de retenir l'autre dans l'union (amour, travail, etc.) OU vouloir quitter l'union ou y avoir plus de liberté (amour, travail, etc.).
- Mémoire de mariage forcé ou non approuvé.
- Mémoire d'une personne se sentant prisonnière dans une union.
- Manque de « papa », de professeur, de guide, etc.
- Mémoire d'homme manipulateur par sa parole OU culpabilité d'avoir manipulé ou trahi quelqu'un.
- Vouloir s'opposer ou échapper à l'emprise de ce que dit l'autre.
- Peur de ne plus penser par soi-même.
- Volonté de convaincre l'autre.
- Ne pas se sentir entendu ou écouté.
- Se sentir entre deux.
- Problématique liée au professeur, au maître.
- Mémoire d'embrigadement.
- Mauvaise image de soi-même.
- Ne pas oser exprimer sa créativité.
- Peur de sa créativité.
- Vouloir être au centre de la vie de l'autre ou des autres tout en en ayant peur OU être contraint d'être le centre d'attention.
- Mémoire d'humiliation.
- Volonté d'être ou d'avoir dans sa vie un homme sage, intelligent, brillant, admirable, capable de prendre des décisions, un homme à l'écoute et donnant de bons conseils.
- Besoin de la bénédiction de l'autre pour donner vie à ses projets.
- Faire les choses sans autorisation.
- Être enfermé dans un projet OU manquer de projets.

- Peur d'aller vers les autres OU volonté d'être au milieu des autres.
- Désir ou refus de se montrer ou de montrer ses croyances.
- Désir ou refus d'exprimer ce en quoi on croit.
- Problématique avec un enseignement ou un enseignant.
- Sensation de ne pas avoir suffisamment d'esprit.
- Manque de confiance en soi ou envers l'autre.
- Mémoire de trahison.
- Problématique de communication : trop communiquer ou pas suffisamment.

Rêve ou besoin

- Rêve ou besoin de confiance en soi.
- Rêve ou besoin qu'on me fasse confiance.
- Rêve ou besoin d'être écouté et entendu.
- Rêve ou besoin d'une bénédiction.
- Rêve ou besoin d'être le centre d'attention.
- Rêve ou besoin de parler de ce en quoi on croit.
- Rêve ou besoin d'être ou d'avoir un *leader* dans sa vie.
- Rêve ou besoin d'être ou d'avoir un homme intelligent, brillant, admirable, offrant du soutien, capable de prendre des décisions.
- Rêve ou besoin de donner vie à un projet.
- Rêve ou besoin de convaincre l'autre.
- Rêve ou besoin d'une autorisation, d'une bénédiction pour faire quelque chose d'important pour soi.
- Rêve ou besoin d'être ou d'avoir quelqu'un de bon conseil.
- Rêve ou besoin de créer quelque chose d'important dans sa vie.
- Rêve ou besoin d'une meilleure communication avec l'autre.

(voir aussi les pistes « Rêve ou besoin » de : 15 kg ou lb)

Vouloir enlever ou prendre 6 (ou 60) kg (ou lb)

Voici quelques pistes à chercher dans sa vie ou dans celle de sa généalogie en lien avec les stress suivants :

- Ne pas oser faire ce qu'on aime ou être empêché de le faire.
- Avoir besoin ou rêver d'avoir les moyens de faire ce qu'on aime.
- Sentiment d'être étouffé ou avoir peur d'étouffer l'autre.
- Peur de l'autre ou peur d'être dangereux pour soi ou l'autre.
- Une culpabilité d'avoir fait du mal à quelqu'un qu'on aime.
- Manque de contact avec une personne aimée ou trop de contact avec une personne aimée.
- Vouloir rompre un lien ou s'accrocher à une situation.
- Sentir ce qui est bon pour soi sans oser le faire ou y aller.
- Mémoire d'un homme pris entre deux femmes (une femme et une maîtresse, une femme et une mère, etc.).
- Rêver ou avoir besoin d'un groupe tout en en ayant peur.
- Éloignement de l'amour.
- Éloignement douloureux d'un ami ou d'un membre de sa fratrie.
- Mémoire de souillure.
- Mémoire possible d'attouchement.
- Mettre des limites à l'autre et enlever les siennes.
- Vouloir n'avoir plus de limites pour avancer.
- Mémoire d'enfant ayant un frère ou une sœur malade ou ayant besoin d'aide.
- Ami, frère, sœur dans le besoin.
- Vouloir aider les autres sans pouvoir le faire OU sentiment d'être forcé d'aider l'autre.
- Difficulté à rencontrer l'autre.
- Ne pas s'autoriser à avoir du plaisir OU ne rechercher que le plaisir.

- Dispute avec un ami, un collègue, un frère ou une sœur.
- Mémoire d'une personne empêchée de réaliser ce qu'elle voulait.

Rêve ou besoin

- Rêve ou besoin de faire ce qu'on aime.
- Rêve ou besoin de contact ou de plus de contact avec quelqu'un ou l'autre en général.
- Rêve ou besoin de plus de beauté dans sa vie.
- Rêve ou besoin de trouver ce pour quoi on est fait.
- Rêve ou besoin de trouver ou de retrouver son amour.
- Rêve ou besoin de plus de contact avec son amour.
- Rêve ou besoin de retrouver le sentiment amoureux ou de l'inspirer à l'autre.
- Rêve ou besoin de trouver un groupe à soi.
- Rêve ou besoin de tout nettoyer.
- Rêve ou besoin d'avoir des limites pour avancer.

(voir aussi les pistes « Rêve ou besoin » de : 21 kg ou lb)

Vouloir enlever ou prendre 7 (ou 70) kg (ou lb)

Voici quelques pistes à chercher dans sa vie ou dans celle de sa généalogie en lien avec les stress suivants :

- Vouloir empêcher une séparation ou désirer se séparer.
- Mémoire d'émigration.
- Routine meurtrière.
- Mémoire de voyageur, de déménagements multiples.
- Histoire autour d'une opération.
- Mémoire d'agression (peut-être avec une arme).
- Histoire avec des coups de couteau.
- Mémoire de vol.
- Insécurité.
- Rêve d'être ou d'avoir un amant, un séducteur, un prince OU peur de l'amant, du séducteur.
- Peur du sexe.
- Ne pas se sentir aimé pour soi.
- Besoin de confronter quelqu'un sans y parvenir OU regret de l'avoir fait.
- Peur d'être envahi ou d'envahir l'autre.
- Rivalité avec homme prenant l'attention.
- Se protéger dans un conflit, dans une guerre.
- Mémoire de soldat mort au combat.
- Mémoire de trahison dans une association ou dans un couple.
- Cruauté subie OU peur d'être cruel.
- Mémoire d'une personne se sentant coupable d'avoir été la cause de la mort de quelqu'un.
- Mémoire d'une personne qu'on a tenté de faire mourir.

- Mémoire possible d'avortement ou de tentative d'avortement ou de personne se sentant responsable d'une fausse couche ou de la perte d'un enfant.

Rêve ou besoin

- Rêve ou besoin de s'enflammer pour vivre.
- Rêve ou besoin de conquérir de nouveaux territoires.
- Rêve ou besoin de prendre de la distance avec l'autre.
- Rêve ou besoin de ne pas toujours être en contact avec l'autre.
- Rêve ou besoin de découvrir ou de faire de nouvelles choses.
- Rêve ou besoin d'être ou d'avoir un amant dans son lit.
- Rêve ou besoin de voyager.
- Rêve ou besoin d'être une *star*, d'être le centre d'attention et d'être admiré tout en en ayant peur.
- Rêve ou besoin d'être ou d'avoir un prince charmant.
- Rêve ou besoin d'être en couple.
- Rêve ou besoin de s'associer pour quelque chose d'important.
- Rêve ou besoin de confronter l'autre.

(voir aussi les pistes « Rêve ou besoin » de : 28 kg ou lb)

Vouloir enlever ou prendre 8 (ou 80) kg (ou lb)

Voici quelques pistes à chercher dans sa vie ou dans celle de sa généalogie en lien avec les stress suivants :

- Sentiment d'injustice.
- Mémoire de problématique autour d'un juge ou d'un avocat ou d'un tribunal.
- Conflit de perfection.
- Mémoire d'erreur ayant entraîné un drame.
- Mémoire de hors-la-loi, de rebelle, de résistant, etc.
- Se sentir dans l'indécision.
- Vouloir que l'autre décide ou vouloir soi-même toujours décider.
- Vouloir avoir plus d'emprise sur la vie de son enfant.
- Vouloir se protéger ou échapper à l'emprise d'une mère trop présente.
- Fuir le contrôle de l'autre sur soi ou vouloir avoir un plus grand contrôle sur l'autre.
- Problématique liée à un surpoids ayant entraîné des problèmes ou à un sous-poids ayant provoqué un drame.
- Avoir besoin de limites ou vouloir sortir des limites ou vouloir en mettre à l'autre.
- Problématique autour d'une frontière ou d'un passage de frontière.
- Problématique de voisinage.
- Désir de protéger ou de se protéger.
- Mémoire de prison, d'enfermement.
- Se sentir lié ou attaché ou avoir peur de lier, d'attacher l'autre.
- Vouloir fuir la discipline ou avoir besoin de plus d'autodiscipline.
- Manque de rigueur ayant eu des conséquences fâcheuses.
- Manque de discernement ayant entraîné un drame.
- Mémoire d'une mort dont le deuil n'a pas été fait.
- Désir de ressusciter quelqu'un.

- Ne pas réussir à rebondir après une descente aux enfers.
- Problématique autour de la mort.
- Mémoire d'une personne luttant pour sa survie.
- Peur de violenter quelqu'un ou besoin de se protéger de la violence de l'autre.
- Se sentir coupable de vouloir tuer quelqu'un.
- Séparation brutale.
- Mémoire d'une personne ayant subi une énorme agression (qui a pu aboutir à la mort).
- Avoir peur de la vengeance de quelqu'un ou vouloir se venger.
- Mémoire d'hécatombe.
- Mémoire de drame à cause de la guerre.

Rêve ou besoin

- Rêve ou besoin de justice.
- Rêve ou besoin de contrôler sa vie ou celle de l'autre.
- Rêve ou besoin de limites pour avancer dans sa vie.
- Rêve ou besoin d'équilibre et de stabilité dans sa vie.
- Rêve ou besoin de trancher, de prendre une décision dans quelque chose d'important pour soi.
- Rêve ou besoin d'être ou d'avoir une « maman » plus présente dans sa vie.
- Rêve ou besoin de marquer son territoire par rapport à l'autre.
- Rêve ou besoin de protection.
- Rêve ou besoin d'une meilleure discipline dans sa vie par rapport à ce qui est important.
- Rêve ou besoin de calmer des rancœurs.
- Etc.

Vouloir enlever ou prendre 9 (ou 90) kg (ou lb)

Voici quelques pistes à chercher dans sa vie ou dans celle de sa généalogie en lien avec les stress suivants :

- Se protéger de la crise.
- Humiliation.
- Peur d'être humilié ou d'humilier l'autre ou culpabilité d'avoir humilié quelqu'un.
- Manque de protection.
- Sentiment de désespoir et de solitude (chercher d'où il provient).
- Besoin d'isolement et de solitude ou souffrir de l'isolement et de la solitude.
- Mémoire d'alcoolisme.
- Avoir la sensation d'être le dernier.
- Manque d'un grand-père.
- Sentiment d'inutilité.
- Sentiment de ne rien apporter au monde.
- Sentiment d'avoir été lâche et peur de l'être à nouveau.
- Mémoire d'une personne forcée à renoncer à ses rêves ou culpabilité d'avoir obligé quelqu'un à renoncer à son rêve.
- Traversée du désert.
- Volonté de disparaître de la vie de l'autre, peur de disparaître de la vie de l'autre ou volonté de faire disparaître quelqu'un de sa vie.
- Sentiment de ne rien faire d'important.
- Manque d'expérience ou peur de faire une expérience.
- Se faire du mal.
- Mémoire de pendaison.
- Sentiment d'avoir été trahi ou culpabilité d'avoir trahi quelqu'un.
- Mémoire de trahison ou de tromperie (couple, travail, pays, etc.).
- Sentiment de mener l'autre à son bonheur et d'être ensuite laissé sur le bas-côté.

- Sentiment d'être le témoin indispensable de la vie de l'autre sans pour autant profiter de son bonheur.
- Sentiment d'être toujours là pour les autres et de n'avoir personne présent pour soi quand on en a besoin ou désir d'être plus présent dans la vie de l'autre (culpabilité de ne pas avoir pu être présent pour une personne qu'on aime et qui en avait besoin).
- Problématique de témoignages, de faux témoignages, etc.
- Peur ou culpabilité d'avoir souillé ou sali quelqu'un.
- Mémoire d'une personne souillée ou ayant souillé.
- Mémoire de mineur.
- Mémoire de sans-logis.
- Dogme auquel on veut échapper ou s'opposer.
- Quel parent a voulu partir ou quel parent a voulu retenir l'autre pendant la grossesse?

Rêve ou besoin

- Rêve ou besoin de donner de l'expansion à son activité ou à son couple.
- Rêve ou besoin de solitude.
- Rêve ou besoin d'être ou d'avoir un guide.
- Rêve ou besoin de se protéger de l'autre.
- Rêve ou besoin de se sentir utile, de sentir qu'on sert à quelque chose pour l'autre.
- Rêve ou besoin de trouver son utilité dans la vie.
- Rêve ou besoin d'avoir plus d'expérience dans un domaine.
- Rêve ou besoin d'être un exemple pour l'autre.
- Rêve ou besoin d'avoir du temps pour soi.
- Rêve ou besoin de voyage.
- Rêve ou besoin d'avoir plus confiance en soi et d'obtenir une plus grande confiance de l'autre.
- Rêve ou besoin d'enseigner quelque chose.

Vouloir enlever ou prendre 10 kg (ou lb)

Voici quelques pistes à chercher dans sa vie ou dans celle de sa généalogie en lien avec les stress suivants :

- Se protéger de l'inconnu.
- Désir d'avoir un enfant ou peur d'avoir un enfant.
- Sentiment d'être monstrueux ou se protéger de quelque chose ou de quelqu'un de monstrueux.
- Énigme ou secret qui nous paralysent ou désir de cacher quelque chose à l'autre.
- Mystère sur la conception d'un enfant.
- Sentiment d'être dans une impasse.
- Sensation d'être dos au mur ou culpabilité d'avoir placé l'autre ainsi ou de vouloir le faire.
- Sensation d'être enchaîné à la fatalité.
- Énorme incompréhension bloquante.
- Mémoire de monstre.
- Mémoire de malformation ou d'infirmité jugées honteuses.
- Question à laquelle on ne veut pas répondre ou énorme question dont on n'a pas la réponse.
- Histoire avec une crevaison.
- Se sentir honteux d'avoir une pensée ou un désir.
- Vision honteuse de soi-même.
- Séparation incompréhensible.
- Drogue.
- Difficulté à être dans la réalité.
- Vouloir s'élever, grandir sans y parvenir ou culpabilité d'avoir empêché quelqu'un de le faire ou de vouloir empêcher quelqu'un de le faire.
- Culpabilité d'avoir enfreint un interdit ou désir d'enfreindre un interdit ou d'en placer un à l'autre.

Rêve ou besoin

- Rêve ou besoin de mystère.
- Rêve ou besoin qu'on n'arrive pas à exprimer.
- Rêve ou besoin de concevoir quelque chose d'important.
- Rêve ou besoin de comprendre « Dieu ».
- Rêve ou besoin d'avoir la réponse à une énigme.
- Rêve ou besoin d'unité dans sa vie.
- Rêve ou besoin de faire ce pour quoi on pense être fait.
- Rêve ou besoin de comprendre pourquoi on est ici, sur terre.
- Rêve ou besoin de grandir.
- Rêve ou besoin de montagne.
- Rêve ou besoin de retrouver une forme d'anonymat.
- Rêve ou besoin d'être oublié dans une partie de sa vie.
- Rêve ou besoin d'être différent ou d'être accepté dans sa différence.

(voir aussi les pistes « Rêve ou besoin » de : 1 kg ou lb)

Vouloir enlever ou prendre 11 kg (ou lb)

Voici quelques pistes à chercher dans sa vie ou dans celle de sa généalogie en lien avec les stress suivants :

- Regret d'avoir exprimé quelque chose à quelqu'un.
- Volonté de « fermer sa gueule » ou regret de l'avoir fait.
- Manque de courage.
- Histoire d'attaque liée à un chien ou à un animal.
- Histoire de morsure.
- S'être senti dompté par l'autre ou vouloir dompter l'autre.
- Vouloir échapper ou s'opposer à l'asservissement.
- Culpabilité d'avoir asservi quelqu'un.
- Se sentir traité comme un chien ou regret d'avoir provoqué ce sentiment chez quelqu'un.
- Se protéger d'une demande impossible ou vouloir demander quelque chose d'impossible.
- Mémoire de mendicité.
- Volonté d'affronter, de s'opposer ou de vouloir éviter l'affrontement ou regret d'avoir affronté ou de s'être opposé à quelqu'un.
- S'être senti forcé à faire quelque chose qu'on ne voulait pas faire ou regret d'avoir forcé quelqu'un à faire quelque chose qu'il ne voulait pas faire.
- Mémoire de viol.
- Événement « brisant » ou culpabilité d'avoir « brisé » quelqu'un.
- Mémoire d'une personne ayant été anéantie ou ayant anéanti une autre personne.
- Mémoire de rebelle, de révolutionnaire, de personne visionnaire ayant eu des soucis à cause de cela.
- Peur ou culpabilité d'avoir brisé quelque chose d'essentiel.
- Séparation brutale ou désir de séparation.

- Vouloir se protéger de quelqu'un de froid et de cassant ou culpabilité ou regret d'avoir été froid ou cassant avec quelqu'un.
- Peur pour le futur.
- Envie de « tuer » quelqu'un ou peur d'être « tué » par l'autre.
- Se protéger du mensonge ou regret d'avoir menti.
- Faute qu'on veut avouer sans y parvenir.

Rêve ou besoin

- Rêve ou besoin de hurler sa vérité.
- Rêve ou besoin d'être un visionnaire.
- Rêve ou besoin de se faire comprendre.
- Rêve ou besoin de se rebeller.
- Rêve ou besoin « d'ouvrir sa gueule » pour affronter l'autre.
- Rêve ou besoin de prendre de la distance avec l'autre.
- Rêve ou besoin d'être entendu dans sa demande.
- Rêve ou besoin de pouvoir exprimer ses envies les plus profondes.
- Rêve ou besoin de vouloir être fort, indépendant, capable d'agir par soi-même.
- Rêve ou besoin d'aller au bout de ses envies malgré les obstacles ou le manque d'autorisation.
- Rêve ou besoin d'être parfois irraisonnable.
- Rêve ou besoin de remettre certaines choses en question.

(voir aussi les pistes « Rêve ou besoin » de : 2 kg ou lb)

Vouloir enlever ou prendre 12 kg (ou lb)

Voici quelques pistes à chercher dans sa vie ou dans celle de sa généalogie en lien avec les stress suivants :

- Avoir la sensation de se sacrifier.
- Se sentir pieds et poings liés.
- Avoir la sensation de tout faire ou avoir besoin de quelqu'un pour faire quelque chose.
- Mémoire d'enfant sacrifié.
- Sacrifice fait pour un enfant.
- Mémoire de pendaison.
- Mémoire de fausse couche ou d'avortement.
- Vouloir aider l'un de ses enfants dans le besoin ou culpabilité de ne pas avoir pu ou su aider un enfant dans le besoin.
- Personne n'arrivant pas à avoir un enfant OU drame à cause d'une grossesse.
- Mémoire d'une personne n'ayant pas fait l'enfant avec la personne qu'elle voulait.
- Volonté de se sortir d'une mauvaise posture ou culpabilité d'avoir mis quelqu'un en mauvaise posture ou désir de mettre l'autre en mauvaise posture.
- Mémoire d'abandon.
- Mémoire de parent contre l'enfant.
- Sensation que le monde est contre soi.
- Mémoire possible d'inceste.
- Sensation d'être toujours contredit ou qu'on s'oppose toujours à soi.
- Mémoire d'accident avec tonneaux ou de personnes renversées.
- Mémoire de drogue, d'alcoolisme.
- Volonté de s'opposer ou d'échapper à la dépendance, à l'obsession de l'autre.

- Volonté de s'opposer ou d'échapper à une dépendance ou à obsession qu'on a.
- Mémoire de harcèlement.
- Situation pas claire, pas nette.
- Drame lié à une piqûre.
- Avoir du mal ou ne pas oser s'exprimer ou exprimer ce qu'on ressent.
- Manque d'amour ou peur de l'amour.

Rêve ou besoin

- Rêve ou besoin de prendre du recul.
- Rêve ou besoin de voir certaines situations sous un autre angle.
- Rêve ou besoin d'enfant.
- Rêve ou besoin de créer quelque chose propre à soi-même.
- Rêve ou besoin de repos, de temps pour soi.
- Rêve ou besoin de ne pas toujours agir, de laisser faire.
- Rêve ou besoin d'être entendu, écouté.
- Rêve ou besoin de s'écouter un peu plus.
- Rêve ou besoin de faire des choses inhabituelles.
- Rêve ou besoin d'être désiré.
- Rêve ou besoin de défi dans sa vie.
- Rêve ou besoin de créer ou de retrouver plus de lien avec quelqu'un.
- Rêve ou besoin d'un idéal pour avancer.
- Rêve ou besoin d'un coup de pouce, d'une petite aide pour avancer.
- Rêve ou besoin d'un enseignement dans sa vie.

(voir aussi les pistes « Rêve ou besoin » de : 3 kg ou lb)

Vouloir enlever ou prendre 13 kg (ou lb)

Voici quelques pistes à chercher dans sa vie ou dans celle de sa généalogie en lien avec les stress suivants :

- Combat contre la mort.
- Mémoire d'une personne très gravement malade.
- Volonté de fuir ou de se protéger de ses angoisses.
- Mémoire d'une mort pendant la grossesse.
- Mémoire d'une mère voulant se débarrasser de l'enfant OU ayant vécu la culpabilité de l'avoir fait.
- Volonté de se protéger ou de fuir un anéantissement.
- Désir de se débarrasser de quelqu'un ou culpabilité d'avoir « tué » ou anéanti quelqu'un.
- Vouloir se protéger ou fuir une énorme violence ou culpabilité d'avoir été violent.
- Angoisse de l'inconnu.
- Ne pas savoir qui l'on est, d'où l'on vient ou désir de retrouver un anonymat.
- Problématique d'identité.
- Se protéger d'une ignominie ou culpabilité d'avoir fait quelque chose d'ignoble.
- Mémoire de tentative de suicide ou de suicide.
- Volonté de disparaître de la vie de quelqu'un ou désir que quelqu'un disparaisse de la sienne.
- Ne plus avoir le goût de vivre.
- Vouloir être fort et courageux.
- Culpabilité de ne pas avoir osé affronter un danger.
- Mémoire de courage morbide.
- Mémoire de héros pendant les guerres.
- Mémoire d'une personne ayant affronté la mort OU mémoire d'une personne se sentant coupable d'avoir fui devant le danger OU mémoire d'une personne morte en le faisant.

- Se protéger d'une séparation brutale ou vouloir une séparation.
- Mémoire de séparation brutale et douloureuse avec une personne aimée.
- Deuil non fait.
- Mémoire de destruction.
- Vouloir se protéger de la mère.
- Manque d'amour ou peur énorme d'aimer.
- Rêver d'union, mais ne vivre que des séparations.
- Mémoire d'enfant adopté ou désir d'adopter un enfant.
- Volonté de se protéger d'une haine ou être soi-même dans la haine de quelqu'un.
- Punition injuste.

Rêve ou besoin

- Rêve ou besoin de transformation dans sa vie.
- Rêve ou besoin d'amour.
- Rêve ou besoin d'aimer et d'être aimé sans être jugé.
- Rêve ou besoin de retrouver une forme d'anonymat dans sa vie.
- Rêve ou besoin d'être oublié dans sa vie.
- Rêve ou besoin d'oublier une partie de sa vie.
- Rêve ou besoin de trancher des liens toxiques dans sa vie.
- Rêve ou besoin de faire un deuil.
- Rêve ou besoin d'inconnu dans sa vie.
- Rêve ou besoin d'être capable de s'opposer à l'autre radicalement.
- Rêve ou besoin d'être ou d'avoir une mère.
- Rêve ou besoin de suivre sa voie, même si les autres lui en veulent pour cela.
- Rêve ou besoin de faire table rase d'un passé.

(voir aussi les pistes « Rêve ou besoin » de : 4 kg ou lb)

Vouloir enlever ou prendre 14 kg (ou lb)

Voici quelques pistes à chercher dans sa vie ou dans celle de sa généalogie en lien avec les stress suivants :

- Mémoire de disputes importantes.
- Mémoire de conflits à répétition dans le foyer ou l'entreprise.
- Sentiment d'impuissance à aider une personne proche malade ou dans le besoin.
- Mémoire de drame lié à une maladie incurable dans la famille.
- Avoir peur d'être un parasite ou se protéger d'un parasite.
- Sentiment d'être nié ou ignoré ou culpabilité d'avoir nié ou ignoré quelqu'un.
- Mémoire d'enfant mort.
- Problématique au huitième mois de grossesse.
- Mémoire de parents indifférents à leur enfant.
- Volonté de se protéger ou fuir l'indifférence de quelqu'un.
- Besoin ou rêve d'être indifférent à un événement ou à une personne.
- Volonté de se protéger de la haine de quelqu'un ou ressentir de la haine envers quelqu'un.
- Sentiment d'être acculé, d'être dans une impasse.
- Mémoire d'une personne ayant été piégée (dans un couple, lors d'un conflit au travail, etc.).
- Sensation de stagner dans sa vie.
- Désir de s'opposer ou de fuir son milieu.
- Manque d'intimité.
- Appel au secours non entendu ou culpabilité de ne pas avoir entendu un appel au secours.
- Mémoire de débâcle.
- Mémoire de mort par blessure ouverte.
- Se protéger du mépris de quelqu'un ou culpabilité d'avoir méprisé quelqu'un.

- Se protéger d'un sentiment d'être torturé par quelqu'un ou culpabilité d'avoir torturé quelqu'un.
- Mémoire d'une personne ayant vécu un drame parce qu'elle n'était pas du bon milieu social.
- Mémoire de couple hors normes.

Rêve ou besoin

- Rêve ou besoin de paix dans sa vie.
- Rêve ou besoin de réconciliation.
- Rêve ou besoin de réunir les gens autour de soi.
- Rêve ou besoin de réunir plusieurs milieux autour de soi.
- Rêve ou besoin de faire la paix avec quelqu'un.
- Rêve ou besoin d'annoncer quelque chose d'important.
- Rêve ou besoin de sortir ou d'aller rencontrer un autre milieu que celui dans lequel on est.
- Rêve ou besoin d'aider les autres ou quelqu'un en particulier.
- Rêve ou besoin d'affronter ses peurs les plus profondes.
- Rêve ou besoin de guérir les autres (par exemple, être thérapeute ?).

(voir aussi les pistes « Rêve ou besoin » de : 5 kg ou lb)

Vouloir enlever ou prendre 15 kg (ou lb)

Voici quelques pistes à chercher dans sa vie ou dans celle de sa généalogie en lien avec les stress suivants :

- Désir de se protéger des désirs, des avances de l'autre.
- Mémoire d'abus sexuel, de relation forcée.
- Culpabilité liée à une pulsion, à un désir, à une envie.
- Honte d'un fantasme.
- Pulsion ou désir coupable.
- Désir de tout dominer, d'être le centre d'attention et de pouvoir oser tout faire tout en étant en grand stress que cela se produise.
- Avoir la sensation de devoir se cacher pour pouvoir vivre ou faire ce qu'on veut.
- Peur d'être asservi par l'autre.
- Mémoire de relation maître-esclave.
- Besoin de soutien ou rêve d'être un soutien pour l'autre.
- Mémoire que la personne qui soutient est celle qui fait du mal.
- Désir de se protéger ou de fuir un enfer, une souffrance.
- Désir de se protéger ou de fuir un lien toxique.
- Rêve de faire ce qui nous plaît.
- Se protéger ou fuir un manipulateur pervers.
- Se protéger ou fuir quelqu'un vu comme le mal OU avoir peur d'être soi-même le mal OU culpabilité de l'avoir été.
- Histoire avec un manipulateur pervers.
- Se protéger de la manipulation de l'autre OU peur d'être soi-même un manipulateur OU culpabilité d'avoir manipulé quelqu'un.
- Désir de faire quelque chose d'interdit OU peur de le faire OU culpabilité, honte de l'avoir fait.
- Mémoire d'une personne ayant dépassé en bien ou en mal les interdits.

- Mémoire de détournement.
- Volonté de se protéger de l'orgueil de l'autre ou du sien.
- Mémoire d'amours interdits.
- Vouloir se protéger de la violence de l'autre ou de la sienne.
- Vouloir se protéger de l'ignominie de l'autre ou de la sienne.
- Vouloir se protéger du mépris de l'autre ou du sien.
- Peur d'être violent.
- Histoire avec un puits.
- Mémoire d'infamie, de malédiction dont on veut se protéger.
- Mémoire d'accident par perte de contrôle.

Rêve ou besoin

- Rêve ou besoin de créer.
- Rêve ou besoin de sexualité.
- Rêve ou besoin d'assouvir ses fantasmes.
- Rêve ou besoin de se montrer, d'être le centre d'attention.
- Rêve ou besoin de maîtriser sa vie.
- Rêve ou besoin d'être ou d'avoir un soutien dans sa vie.
- Rêve ou besoin de dépasser parfois les interdits qu'on se met ou que quelqu'un met devant soi.
- Rêve ou besoin de spontanéité.
- Rêve ou besoin d'être vu ou de voir le monde.
- « Je rêve ou j'ai besoin de faire ce qui me plaît, ce qui me fait envie. »
- Rêve ou besoin de se « lâcher », de ne pas toujours faire attention au regard de l'autre.
- Rêve ou besoin de parfois désobéir.
- Rêve ou besoin de plaisir, d'insouciance dans sa vie.

(voir aussi les pistes « Rêve ou besoin » de : 6 kg ou lb)

Vouloir enlever ou prendre 16 kg (ou lb)

Voici quelques pistes à chercher dans sa vie ou dans celle de sa généalogie en lien avec les stress suivants :

- Volonté de se protéger du regard de l'autre.
- Volonté de disparaître aux yeux de l'autre ou volonté de faire disparaître quelqu'un de sa vie.
- Mémoire de voyeur ou de regard salissant.
- Peur de s'illusionner sur quelqu'un ou sur une situation.
- Illusion sur quelqu'un ou sur quelque chose ayant provoqué un drame.
- Se protéger de la désillusion ou peur de décevoir ou culpabilité d'avoir déçu.
- Volonté de se protéger de l'anéantissement ou peur d'anéantir l'autre OU culpabilité de l'avoir fait.
- Mémoire d'énorme désillusion.
- Mémoire de faillite ou de dettes énormes.
- Mémoire de drame lié à la destruction, écroulement d'une maison, d'une entreprise, d'une école, etc.
- Volonté de se protéger de la chute ou peur de faire chuter quelqu'un OU culpabilité de l'avoir fait.
- Mémoire de chute mortelle.
- Mémoire de drame lié à la plongée sous-marine.
- Révélation d'un secret ayant entraîné un drame OU secret lourd à porter.
- Drame lié à la religion.
- Coup de foudre ayant provoqué un drame.
- Volonté de se protéger ou de fuir un foyer.
- Rêve d'être dans un autre foyer, une autre entreprise, école, etc.
- « Je rêve d'être dans un endroit où je me sens comme dans un cocon. »

- Mémoire de fugue, de fuite ou de violence dans un foyer ou une entreprise.
- Se protéger de l'enfermement OU peur d'enfermer l'autre.
- Mémoire de prisonnier ou de personnes enfermées.
- Alcoolisme par le vin, dont on veut se protéger.
- Se protéger des fantômes.
- Mémoire d'une personne ayant eu des stress liés à des maisons hantées, par exemple.

Rêve ou besoin

- Rêve ou besoin de surprise dans sa vie.
- Rêve ou besoin de plus de liberté.
- Rêve ou besoin de plus de légèreté dans sa vie.
- Rêve ou besoin d'un témoin dans sa vie.
- Rêve ou besoin de sortir d'une illusion.
- Rêve ou besoin de fête dans sa vie.
- Rêve ou besoin d'un foyer, d'un endroit où l'on se sent bien ou mieux (maison, entreprise, école, etc.).
- Rêve ou besoin d'être vu.
- Rêve ou besoin de découvrir de nouvelles situations ou sensations.

(voir aussi les pistes « Rêve ou besoin » de : 7 kg ou lb)

Vouloir enlever ou prendre 17 kg (ou lb)

Voici quelques pistes à chercher dans sa vie ou dans celle de sa généalogie en lien avec les stress suivants :

- Se protéger de l'envahissement de l'autre dans sa vie OU peur d'envahir et de prendre sa place.
- Mémoire d'une personne envahie sur son territoire.
- Volonté de se protéger de la soumission OU peur de soumettre soi-même l'autre OU culpabilité de l'avoir fait.
- Mémoire d'une personne placée dans la servitude.
- Mémoire de femme soumise par la violence.
- « Je donne pour tout le monde, je suis là pour tout le monde, mais qui est là pour moi ? »
- Sentiment d'être sacrifié ou de l'avoir été.
- Sentiment de tourner en rond.
- Sensation d'être ou d'avoir été utilisé puis jeté, voire méprisé ou ignoré.
- Culpabilité de s'être servi de quelqu'un ou peur de le faire.
- Se protéger des mots de l'autre ou des siens.
- Se protéger à la suite d'une parole qui n'a pas été tenue OU culpabilité de ne pas avoir tenu soi-même sa parole.
- Trahison d'une promesse.
- Sentiment d'épuisement.
- Avoir la sensation de donner sans rien recevoir en retour.
- Se protéger d'une autre femme OU culpabilité d'avoir pris le territoire de quelqu'un d'autre.
- Mémoire de femme prostituée ou traitée comme telle.
- Rêve d'être une maîtresse ou d'en avoir une OU culpabilité liée à cela OU vouloir se protéger d'une maîtresse.
- Mémoire de maîtresse.
- Mémoire de relation ancillaire.

- Se protéger du manque de respect ou culpabilité d'avoir manqué de respect.
- Manque énorme d'argent ou de moyens.
- Mémoire de fortune dilapidée.
- Besoin d'avoir des alliés OU culpabilité de ne pas avoir aidé quelqu'un.
- Mémoire d'une personne avilie ou violentée sans personne pour l'aider.

Rêve ou besoin

- Rêve ou besoin d'être le centre d'attention de son monde.
- Rêve ou besoin d'être traité avec égard et respect.
- Rêve ou besoin de renommée.
- Rêve ou besoin de trouver sa place.
- Rêve ou besoin de conquérir de nouveaux territoires.
- Rêve ou besoin d'être plus séduisant.
- Rêve ou besoin d'être admiré et reconnu pour ce qu'on fait.
- Rêve ou besoin d'avoir ou d'être traitée comme une princesse, d'être mise sur un piédestal.
- Rêve ou besoin de voyager, de parcourir le monde, de découvrir de nouvelles choses, de nouvelles connaissances, de transmettre et de partager.
- Rêve ou besoin de faire quelque chose de nouveau.
- Rêve ou besoin d'être plus une maîtresse ou d'avoir une maîtresse.
- Rêve ou besoin de servir les autres.
- Rêve ou besoin d'être plus au service de ses envies ou désirs.
- Rêve ou besoin de s'exprimer.
- Rêve ou besoin de marquer son territoire.

(voir aussi les pistes « Rêve ou besoin » de : 8 kg ou lb)

Vouloir enlever ou prendre 18 kg (ou lb)

Voici quelques pistes à chercher dans sa vie ou dans celle de sa généalogie en lien avec les stress suivants :

- Drame nocturne.
- Volonté de se protéger de la folie.
- Avoir peur d'être vu comme hors normes tout en se sentant différent des autres et en voulant l'être.
- Mémoire de folie.
- Volonté de se protéger d'une situation ou de quelqu'un qui n'est « pas clair » ou « pas net ».
- Mémoire d'énigme dramatique.
- Se protéger d'un animal OU drame lié à un animal.
- Manque de moyens pour réaliser son rêve.
- Se protéger d'un mensonge OU culpabilité liée à un mensonge.
- Drame lié à la mort d'une mère, d'une femme ou d'une fille.
- Mère omniprésente par son absence.
- Se protéger de calomnie.
- Se protéger d'une femme.
- Vouloir retenir quelqu'un ou se sentir retenu quand on voudrait partir.
- Mémoire d'une personne assistant de loin, sans pouvoir faire quoi que ce soit, à un malheur d'une personne aimée.
- Volonté de se protéger de l'affrontement OU culpabilité liée au fait d'avoir tué ou détruit quelqu'un.
- Affrontement perdu ou ayant entraîné la mort.
- Sentiment d'être éclipsé.
- Sentiment de permettre à tout le monde de briller.
- Mémoire d'usurpation.
- Volonté d'empêcher une capture OU culpabilité d'avoir capturé ou fait capturer des gens.

- Mémoire de drame lié à la capture de quelqu'un.
- Mémoire de hors-la-loi, de résistant, de personne torturée OU de collabos.
- Volonté de retenir quelqu'un OU culpabilité de l'avoir fait.
- Vouloir se protéger de la maladie.
- Mémoire de maladie ayant entraîné la mort.

Rêve ou besoin

- Rêve ou besoin de rêver.
- Rêve ou besoin d'accueillir le monde.
- Rêve ou besoin de faire confiance à ses intuitions.
- Rêve ou besoin de pouvoir enfin vivre.
- Rêve ou besoin de se faire des amis.
- Rêve ou besoin d'être ou d'avoir une femme idéale.
- Rêve ou besoin d'être accepté ou de montrer sa différence.
- Rêve ou besoin d'être accepté ou de montrer son grain de folie.
- Rêve ou besoin de retenir quelqu'un.

(voir aussi les pistes « Rêve ou besoin » de . 9 kg ou lb)

Vouloir enlever ou prendre 19 kg (ou lb)

Voici quelques pistes à chercher dans sa vie ou dans celle de sa généalogie en lien avec les stress suivants :

- Vérité exprimée ayant provoqué un drame chez l'autre ou chez soi.
- Drame lié à la mort d'un homme, d'un père, d'un garçon, d'un amour.
- Père omniprésent par son absence.
- Se protéger de l'aveuglement.
- Aveuglement ayant entraîné un drame.
- Se protéger d'une rivalité toxique.
- Révélation d'un tabou OU tabou trop lourd à porter.
- Hésitation à révéler ou non un secret.
- Mémoire de sécheresse ou de drame en lien avec le désert.
- Mémoire de mort à cause de la tuberculose.
- Mémoire d'une personne vivant normalement au soleil et ayant dû émigrer dans un pays froid.
- Manque de soleil.
- Besoin d'aide.
- Mémoire de « multitraumatisé » ou de personne intransportable à cause d'une blessure.
- Peur d'être brisé.
- Se protéger d'une trahison OU culpabilité d'avoir trahi quelqu'un.
- Mémoire de trahison violente.
- Se protéger d'une séparation violente OU culpabilité de s'être séparé violemment OU désir de couper dans le vif sans y parvenir.
- Mémoire d'arrachement (enfant, amour, etc.).
- Mémoire possible de torture.
- Se protéger de l'agression de l'autre.
- Mémoire de massacre ou de meurtre OU culpabilité de vouloir massacrer ou d'avoir massacré quelqu'un OU peur de toujours faire du mal aux autres.

Rêve ou besoin

- Rêve ou besoin d'amour et de chaleur dans sa vie.
- Rêve ou besoin d'exprimer sa vérité.
- Rêve ou besoin d'avoir plus de moyens pour réaliser son rêve.
- Rêve ou besoin d'une aide.
- Rêve ou besoin de briller, voire rêve de gloire.
- Rêve ou besoin d'éclairer les autres, d'aider les autres dans leur vie.
- Rêve ou besoin de s'associer ou de s'unir.
- Rêve ou besoin d'être ou d'avoir un homme idéal.

(voir aussi les pistes « Rêve ou besoin » de : 10 kg ou lb)

Vouloir enlever ou prendre 20 kg (ou lb)

Voici quelques pistes à chercher dans sa vie ou dans celle de sa généalogie en lien avec les stress suivants :

- Vouloir se protéger du jugement de l'autre.
- Mémoire de condamnation publique, violente.
- Mémoire de condamné à mort.
- Mémoire liée à un manque de protection énorme.
- Mémoire de traumatisme crânien.
- Vouloir se protéger des idées des autres.
- Mémoire d'embrigadement dans des pensées sectaires.
- Rêver d'une famille tout en cherchant à se protéger d'une autre.
- Mémoire de trahison, de calomnie, etc.
- Histoire autour d'une gifle.
- Se protéger de la mort ou protéger l'autre de la mort.
- Mémoire de maladie ayant entraîné la mort.
- Mémoire d'une personne s'étant sentie responsable de la mort ou de la blessure de quelqu'un.
- Mort dramatique dont le deuil n'a pas pu être fait (enfant, amour, parent, etc.).
- Rêve de ressusciter cette personne.
- Se protéger des reproches OU culpabilité d'avoir reproché quelque chose à quelqu'un.
- Histoire spéciale autour d'une tombe ou d'un enterrement.
- Mémoire d'une personne persécutée pour ce qu'elle a fait.
- Mémoire de chambre à gaz OU de personne noyée ou qui a manqué d'air.
- Peur d'être étouffé par l'autre OU culpabilité d'être étouffant avec l'autre.
- Mémoire d'une personne morte, faute d'avoir pu être ranimée.

- Mémoire de grande pauvreté ou de misère.
- Mémoire d'empoisonnement (poison, nourriture, lait, médicament, produit quelconque).
- Mémoire possible de suicide par voie orale.
- Se protéger d'une abomination OU culpabilité d'avoir fait quelque chose d'abominable.
- Besoin de ralentir le temps.

Rêve ou besoin

- Rêve ou besoin d'avoir un clan, un groupe dans lequel on peut s'épanouir.
- Rêve ou besoin de créer une œuvre.
- Rêve ou besoin de créer quelque chose qu'on pourrait laisser après sa mort.
- Rêve ou besoin de matérialiser ses idées et de leur donner vie.
- Rêve ou besoin de se tourner vers les autres.
- Rêve ou besoin d'avoir plus de temps pour quelque chose d'important dans sa vie.
- Rêve ou besoin d'aller au bout des choses qui sont importantes pour nous.
- Rêve ou besoin de créer une famille.

(voir aussi les pistes « Rêve ou besoin » de : 2 et 11 kg ou lb)

Vouloir enlever ou prendre 21 kg (ou lb)

Voici quelques pistes à chercher dans sa vie ou dans celle de sa généalogie en lien avec les stress suivants :

- Volonté de se protéger d'un désespoir profond OU culpabilité d'avoir provoqué le désespoir chez quelqu'un.
- Mémoire d'une personne ayant tout perdu.
- Mémoire de suicide.
- Peur d'aller à la rencontre du monde.
- Sensation de survivre au lieu de vivre.
- Se protéger du monde.
- Mémoire d'une personne persécutée OU culpabilité d'avoir persécuté quelqu'un OU peur de le faire.
- Mémoire d'avortement ou de tentative d'avortement ou de drame lors d'une naissance.
- Sentiment de venir d'une autre planète.
- Mémoire d'une personne qui n'a pu faire confiance à personne.
- Mémoire d'abandon ou culpabilité d'avoir abandonné.
- Sentiment de solitude intense.
- Mémoire d'une personne ne sachant pas d'où elle vient ou le sachant en partie.
- Culpabilité liée à des origines.
- Mémoire d'une personne s'étant réalisée sur le dos des autres en leur ayant fait du mal.

Rêve ou besoin

- Rêve ou besoin de se réaliser.
- Rêve ou besoin de réaliser ce qui est important dans sa vie.
- Rêve ou besoin d'orgasme.
- Rêve ou besoin de finir les choses.
- Rêve ou besoin de rencontrer le monde.
- Rêve ou besoin de donner naissance.
- Rêve ou besoin de lauriers.
- Rêve ou besoin de plus de joie ou de plaisir.
- Rêve ou besoin de plus communiquer avec l'autre.
- Rêve ou besoin de créer ou de retrouver son univers.
- Rêve ou besoin d'oser faire tout et tout de suite.
- Rêve ou besoin de ne pas remettre les choses au lendemain.

(voir aussi les pistes « Rêve ou besoin » de : 3 kg ou lb)

Vouloir enlever ou prendre 22 kg (ou lb)

Voici quelques pistes à chercher dans sa vie ou dans celle de sa généalogie en lien avec les stress suivants :

- Volonté de se protéger de la mort ou d'un massacre OU peur de tuer quelqu'un OU culpabilité de l'avoir fait.
- Mémoire de mort violente.
- Vouloir retenir quelqu'un qui part OU vouloir soi-même partir et fuir, mais être retenu.
- Mémoire d'une personne partie à la rencontre d'un danger sans qu'on ait pu la retenir (un soldat...).
- Mémoire d'une personne ayant tout perdu.
- Mémoire de sans-abri, de personne errante.
- Mémoire d'une personne chassée violemment de chez elle ou de son pays.
- Mémoire d'anéantissement.
- Volonté de se protéger de l'esclavage ou d'une personne nous traitant comme un moins que rien OU culpabilité d'avoir mis en esclavage ou traité quelqu'un comme étant un rien du tout.
- Se protéger du vide.
- Sentiment de n'être rien, de n'avoir aucune place.
- Mémoire d'enfant illégitime.
- Sentiment d'être lié.
- Se sentir inconsolable.
- Se protéger de l'exclusion et du rejet OU culpabilité d'avoir exclu et rejeté quelqu'un.
- Se protéger de la folie.
- Sentiment d'être hors normes, désir de l'être tout en en ayant peur.
- Mémoire d'une erreur fatale.
- Mémoire d'une personne agressée chez elle.
- Mémoire de double foyer.
- Besoin d'empêcher quelqu'un d'entrer chez soi.

Rêve ou besoin

- Rêve ou besoin de tout recommencer à zéro.
- Rêve ou besoin de liberté absolue.
- Rêve ou besoin de pouvoir tout faire, tout accomplir.
- Rêve ou besoin de pouvoir aller où l'on veut.
- Rêve ou besoin d'être accepté dans sa différence, dans sa bizarrerie.
- Rêve ou besoin d'afficher sa différence.
- Rêve ou besoin de n'être enfermé dans aucune case, de n'avoir aucune étiquette.
- Rêve ou besoin de trouver ou de créer sa propre place.
- Rêve ou besoin d'oser s'exprimer au sein de son foyer ou d'une entreprise.
- Rêve ou besoin de pouvoir partir.
- Rêve ou besoin de pouvoir prendre toutes les places.

(voir aussi les pistes « Rêve ou besoin » de : 4 kg ou lb)

Vouloir enlever ou prendre 23 kg (ou lb)

Voici quelques pistes à chercher dans sa vie ou dans celle de sa généalogie en lien avec les stress suivants :

- Mémoire de mort lors d'une naissance.
- Mort insupportable dont le deuil n'a pas été fait.
- Se protéger de son clan.
- Mémoire de famille étouffante empêchant un enfant de vivre.
- Mémoire du clan contre un enfant.
- Mémoire de jugement ayant abouti à une exclusion ou à un rejet.
- Se protéger d'un rejet OU culpabilité d'avoir rejeté ou écarté quelqu'un du clan.
- Mémoire d'une personne n'ayant pas pu être réanimée.
- Mémoire d'une personne morte deux fois, de personne ayant été déclarée morte pendant un temps puis « ressuscitée ».
- Idée folle : c'est dans la mort qu'on peut vivre.
- Ne pas se sentir du tout intégré dans un groupe ou dans une famille ou dans la société.
- Se protéger de la souffrance de l'autre ou de soi-même.
- Se protéger d'une trahison ou d'une calomnie OU culpabilité d'avoir calomnié ou trahi quelqu'un.
- Mémoire de trahison ou de calomnie ayant entraîné un drame.
- Rivalité avec une sœur ou une femme.
- Se protéger d'un départ OU culpabilité d'être soi-même parti.
- Histoire avec un croque-mort.
- Mort d'une femme, d'une amie, d'une sœur.
- Se protéger dans une lutte où l'on se sent bien plus faible que l'autre.
- Difficulté à s'intégrer ou peur dans l'intégration.

Rêve ou besoin

- Rêve ou besoin de donner naissance à son œuvre ou à ses idées.
- Rêve ou besoin d'avoir plus d'indépendance ou plus d'autonomie dans son clan.
- Rêve ou besoin de s'unir avec sa reine ou d'être traité comme une reine au sein de son groupe.
- Rêve ou besoin de quitter un clan.
- Rêve ou besoin de pouvoir penser par soi-même et de pouvoir exprimer sa pensée.
- Rêve ou besoin de ne plus être jugé.
- Rêve ou besoin de ne plus juger soi-même.
- Rêve ou besoin de sortir de la lutte de pouvoir avec l'autre.
- Rêve ou besoin d'oser faire plusieurs choses.
- Rêve ou besoin d'oser donner naissance.
- Rêve ou besoin d'oser être et de faire les choses spontanément.
- Rêve ou besoin de quitter une maison, une entreprise, etc.

(voir aussi les pistes « Rêve ou besoin » de : 5 kg ou lb)

Vouloir enlever ou prendre 24 kg (ou lb)

Voici quelques pistes à chercher dans sa vie ou dans celle de sa généalogie en lien avec les stress suivants :

- Se protéger de l'échec OU culpabilité liée à un échec.
- Échec ayant entraîné un drame ou la mort.
- Mémoire de deuil non fait de la mort d'un père ou d'un homme OU souhaiter la mort d'un homme violent (père, agresseur, tyran, etc.) OU culpabilité d'avoir tué un homme.
- Mémoire de spoliation.
- Se protéger d'une énorme injustice OU culpabilité liée à une injustice.
- Mémoire de famille morte.
- Mémoire de traumatisme crânien.
- Se protéger du jugement du père.
- Mémoire de drame dans une mine.
- Rêve d'affronter le père ou un homme violent.
- Mémoire d'un homme pris entre deux femmes.
- Se protéger du choix impossible.
- Manque de protection d'une mère.
- Problématique de place au sein du foyer ou d'une entreprise.

Rêve ou besoin

- Rêve ou besoin de protéger son clan, son foyer.
- Rêve ou besoin de stabiliser, d'apporter la sécurité à un groupe ou à son clan ou à l'un de ses membres.
- Rêve ou besoin de protéger, de sécuriser son œuvre ou ses idées.
- Rêve ou besoin de bâtir une famille.
- Rêve ou besoin d'être ou d'avoir un pilier, un protecteur dans son clan et pour son clan.
- Rêve ou besoin de plus de contact avec les membres de son clan et en particulier avec un homme.
- Rêve ou besoin d'oser prendre sa place, de l'affirmer haut et fort.
- Rêve ou besoin de trouver et de prendre sa place.
- Rêve ou besoin de sécuriser et de stabiliser sa place.

(voir aussi les pistes « Rêve ou besoin » de : 6 kg ou lb)

Vouloir enlever ou prendre 25 kg (ou lb)

Voici quelques pistes à chercher dans sa vie ou dans celle de sa généalogie en lien avec les stress suivants :

- Se protéger d'un manipulateur.
- Mémoire de malédiction.
- Mémoire de parent refusant sa bénédiction à son enfant pour une union.
- Mémoire d'une personne excommuniée.
- Se protéger de l'anathème OU culpabilité d'avoir maudit quelqu'un.
- Deuil d'un « papa » ou d'un homme idéal non fait OU culpabilité d'avoir tué un « papa » OU désir de le faire.
- Se protéger du jugement de l'autre.
- Énorme stress lié à l'obligation de parler en public.
- Mémoire de honte, d'humiliation en public.
- Se protéger de l'oppression, de l'asservissement.
- Mémoire d'une personne qu'on a tenté de tuer.
- Se protéger de la violence de l'autre OU culpabilité d'avoir tué ou d'avoir voulu tuer quelqu'un.
- Se protéger de l'anéantissement OU culpabilité d'avoir détruit la vie de quelqu'un.
- Mémoire de calomnie ayant entraîné un drame.
- Mémoire d'une personne ayant dû se cacher pour sauver sa vie ou d'une personne ayant caché d'autres personnes pour leur sauver la vie.
- Histoire avec une hache.
- Sentiment de dévalorisation intellectuelle.

Rêve ou besoin

- Rêve de donner vie à ses idées, à son œuvre.
- Rêve ou besoin d'être plus libre tout en étant présent pour les siens.
- Rêve ou besoin de nouveautés et de découvertes, de nouvelles choses.
- Rêve ou besoin d'avoir un soutien, une autorisation pour faire ce qui est important pour soi.
- Rêve ou besoin d'avoir ou d'être un soutien pour sa famille.
- Rêve ou besoin d'exprimer ses vérités et idées au sein de son clan ou d'un groupe.
- Rêve ou besoin de pouvoir s'unir.
- Rêve ou besoin d'oser « ouvrir sa gueule ».
- Rêve ou besoin d'être écouté.

(voir aussi les pistes « Rêve ou besoin » de : 7 kg ou lb)

Vouloir enlever ou prendre 26 kg (ou lb)

Voici quelques pistes à chercher dans sa vie ou dans celle de sa généalogie en lien avec les stress suivants :

- Sentiment d'être entre deux familles, pays, métiers, etc.
- Mémoire d'un deuil non fait d'un amour.
- Mémoire d'amour interdit.
- Mémoire de mort par balle dans la tête.
- Mémoire de double foyer.
- Mémoire de mort par AVC.
- Se protéger du déshonneur.
- Mémoire d'énormes disputes entre une femme et sa belle-mère.
- Mémoire de mère empêchant une union.
- Mémoire de honte familiale.
- Se protéger d'un manque de respect important OU culpabilité de n'avoir pas respecté quelqu'un.
- Vouloir retenir quelqu'un qu'on aime et qui meurt.
- Mémoire de condamné.
- Responsabilité trop lourde.
- Mémoire de spoliation d'héritage.
- Mémoire d'injustice entre frère et sœur.
- Mémoire d'une personne ayant dû vivre loin de son foyer.
- Mémoire de femme voulant retenir son homme et l'empêcher d'aller voir ailleurs.

Rêve ou besoin

- Rêve ou besoin d'union avec son amour.
- Rêve ou besoin de plus de contact avec les gens qu'on aime.
- Rêve ou besoin de pouvoir naviguer dans deux mondes différents.
- Rêve ou besoin de faire ce qui semble juste pour soi.
- Rêve ou besoin de commencer à faire ce qu'on aime et d'oser faire ce qu'on aime.
- Rêve ou besoin de plus de contact dans son foyer ou dans son entreprise.

(voir aussi les pistes « Rêve ou besoin » de : 8 kg ou lb)

Vouloir enlever ou prendre 27 kg (ou lb)

Voici quelques pistes à chercher dans sa vie ou dans celle de sa généalogie en lien avec les stress suivants :

- Mémoire de « thanatonaute[6] ».
- Mémoire de coup de poignard dans le dos.
- Se protéger des trahisons.
- Mémoire de couteau ou de chirurgie ayant entraîné la mort OU culpabilité d'avoir tué quelqu'un.
- Mémoire d'un deuil non fait d'un amant, d'un frère ou d'un fils.
- Mémoire d'accident de voiture mortel.
- Mémoire de transport menant à la mort (camion, train, etc.).
- Mémoire d'émigration difficile.
- Se protéger d'un départ du foyer OU vouloir soi-même partir du foyer.
- Mémoire de fugue ou de personne mise à la porte.
- Mémoire d'avortement ou de tentative d'avortement.

6. Le mot *Thanatonaute* est une combinaison [des] racines grecques *Thanato* signifiant « la mort » et *naute* signifiant « navigateur » soit, littéralement, « navigateur de la mort » ou « explorateur de la mort » (Wikipédia).

Rêve ou besoin

- Rêve ou besoin de conquérir la mort, de la comprendre.
- Rêve ou besoin de diffuser son œuvre ou ses idées.
- Rêve ou besoin d'être un amant ou d'avoir un amant dans son lit (ce peut être le compagnon).
- Rêve ou besoin de plus de liberté, de s'éloigner un peu de son clan ou d'un groupe.
- Rêve ou besoin de prendre du recul par rapport à un groupe ou à sa famille.
- Rêve ou besoin d'écouter son instinct et de se couper de sa tête.
- Rêve ou besoin d'oser partir, de prendre de la liberté.
- Rêve ou besoin de voyager.
- Rêve ou besoin de découvrir de nouvelles choses.

(voir aussi les pistes « Rêve ou besoin » de : 9 kg ou lb)

Vouloir enlever ou prendre 28 kg (ou lb)

Voici quelques pistes à chercher dans sa vie ou dans celle de sa généalogie en lien avec les stress suivants :

- Vouloir se protéger de la justice.
- Mémoire de hors-la-loi.
- Se protéger de l'injustice OU culpabilité d'avoir été injuste envers quelqu'un.
- Mémoire d'une injustice ayant provoqué un drame.
- Mémoire d'un drame lié à la mort d'une mère OU culpabilité d'avoir tué sa mère OU désir de le faire.
- Mémoire d'une personne morte en prison ou dans des camps.
- Mémoire de pillage de tombe.
- Mémoire de divorce.
- Mémoire de drame lié à une méningite.
- Se protéger de la mort.
- Mémoire de mort jugée injuste.
- Se protéger de la souillure.
- Dispute ou affrontement entre deux femmes (une femme et sa belle-mère, une femme et sa mère, etc.).

Rêve ou besoin

- Rêve ou besoin de mettre une barrière entre soi et son clan ou un groupe.
- Rêve ou besoin de protéger les siens.
- Rêve ou besoin de marquer son territoire dans son clan ou dans un groupe.
- Rêve ou besoin de justice, de faire ce qui est juste pour soi.
- Rêve ou besoin de faire face à son groupe ou à son clan.
- Rêve ou besoin de calmer ses ardeurs ou celles de quelqu'un.
- Rêve ou besoin de discipline pour pouvoir réaliser ses envies.
- Rêve ou besoin de recadrer les autres quand cela est nécessaire.

(voir aussi les pistes « Rêve ou besoin » de : 10 kg ou lb)

Vouloir enlever ou prendre 29 kg (ou lb)

Voici quelques pistes à chercher dans sa vie ou dans celle de sa généalogie en lien avec les stress suivants :

- Mémoire de drame dans une mine ou un souterrain.
- Vouloir protéger la mémoire de quelqu'un.
- Mémoire d'une personne salie, souillée.
- Mémoire d'infamie.
- Vouloir protéger ses croyances, ses idées.
- Mémoire d'une personne salie, avilie à cause de ses croyances ou de ses idées.
- Mémoire de mort à cause de l'alcool.
- Se protéger de l'humiliation OU culpabilité d'avoir humilié quelqu'un.
- Se protéger d'un mensonge.
- Mémoire de mensonge sur une famille ou l'un de ses membres.
- Énorme déception.
- Histoire avec des services secrets.
- Mémoire de femme abandonnée par un homme.
- Vouloir se protéger d'une personne parasite.

Rêve ou besoin

- Rêve de protéger l'autre et le clan.
- Rêve ou besoin de s'éloigner un peu de son clan ou d'un groupe.
- Rêve ou besoin d'être là pour les autres, mais de loin.
- Rêve ou besoin d'oser se retirer d'un groupe ou d'un clan.
- Rêve ou besoin de prendre de la distance avec les autres.
- Rêve ou besoin d'être aidé pour comprendre quelque chose.
- Rêve ou besoin de calme et de tranquillité dans son foyer ou son entreprise.

(voir aussi les pistes « Rêve ou besoin » de : 11 kg ou lb)

Vouloir enlever ou prendre 30 kg (ou lb)

Voici quelques pistes à chercher dans sa vie ou dans celle de sa généalogie en lien avec les stress suivants :

- Vouloir se protéger ou protéger quelqu'un d'une décision OU culpabilité liée à l'une de ses décisions.
- Se protéger de la désillusion.
- Mémoire d'une désillusion énorme.
- Vouloir éviter d'être broyé par l'autre.

Rêve ou besoin

- Rêve ou besoin de liberté, de légèreté dans sa vie.
- Rêve ou besoin de vie.
- Rêve ou besoin de plus de spontanéité, de plus de légèreté.
- Rêve ou besoin d'un petit coup de pouce pour commencer quelque chose ou donner naissance à quelque chose d'important.

(voir aussi les pistes « Rêve ou besoin » de : 3 et 12 kg ou lb)

Bibliographie

ATHIAS, Gérard. *Racines familiales de la « mal a dit »*, Pictorus, 2002.

BREBION, Jean-Philippe. *L'évidence*, Le Dauphin Blanc, 2011.

DECAHORS, E. *Dictionnaire Hatier, français-latin*, 1924.

GARRUS, René. *Les étymologies surprises*, Belin, 1988.

HAMILTON, Édith. *La mythologie*, Marabout, 1996.

JODOROWSKY, Alejandro.
- *Le théâtre de la guérison*, Albin Michel, 1995.
- *La danse de la réalité*, Albin Michel, 2002.

JODOROWSKY, Alejandro, et Marianne COSTA. *La voie du tarot*, Albin Michel, 2004.

LAHY, Georges (Virya).
- *La voix du corps*, Lahy, 2002.
- *L'alphabet hébreu et ses symboles*, Lahy, 2003.

LIMAUGE, Nathalie. *Les clés de l'Olympe*, OpointzerO, 2012.

Mythologies du monde entier, Bordas, 1994.

NETTER, Franck H. *Atlas d'anatomie humaine*, Masson.

OUAKNIN, Marc-Alain.
- *Mystères de la kabbale*, Assouline, 2003.
- *Les mystères de l'alphabet*, Assouline, 2003.

PICOCHE, Jacqueline. *Le Robert, Dictionnaire étymologique du français*, et *Le Robert, Analyse comparative des mots*.

ROLLAND, Jean-Claude. *Les grandes familles des mots*, Lulu.

SABBAH, Claude. *La biologie totale des êtres vivants*, autoéditeur.

SHERWOOD. *Physiologie humaine*, De Boeck.

WAUGH, Anne, et Grant ALLISON. *Ross et Wilson, anatomie et physiologie normales et pathologiques*, Maloine, 2003.

Formations et ateliers animés par Thibault Fortuner

France et Belgique

www.thibaultfortuner.com

Québec

Joindre Chrystel Robin : www.bioconsensus.ca.

MIXTE
Papier issu de sources responsables
FSC® C103567
www.fsc.org

MARQUIS
Québec, Canada

Imprimé sur du papier Rolland opaque 50
50% postconsommation, accrédité ÉcoLogo et fait à partir de biogaz.

CHOIX ENVIRONNEMENTAL · ENVIRONMENTAL CHOICE
50%
PERMANENT
BIO GAZ ÉNERGIE